Sreenu Thalla
Siva Krishna Pusuluri
Sri Manasa Mocherla

Uma comparação da metereovigilância na Índia e nos EUA

Sreenu Thalla
Siva Krishna Pusuluri
Sri Manasa Mocherla

Uma comparação da metereovigilância na Índia e nos EUA

Produtos recolhidos durante a era Covid 19

ScienciaScripts

Imprint

Any brand names and product names mentioned in this book are subject to trademark, brand or patent protection and are trademarks or registered trademarks of their respective holders. The use of brand names, product names, common names, trade names, product descriptions etc. even without a particular marking in this work is in no way to be construed to mean that such names may be regarded as unrestricted in respect of trademark and brand protection legislation and could thus be used by anyone.

Cover image: www.ingimage.com

This book is a translation from the original published under ISBN 978-620-8-06491-4.

Publisher:
Sciencia Scripts
is a trademark of
Dodo Books Indian Ocean Ltd. and OmniScriptum S.R.L publishing group

120 High Road, East Finchley, London, N2 9ED, United Kingdom
Str. Armeneasca 28/1, office 1, Chisinau MD-2012, Republic of Moldova, Europe
Printed at: see last page
ISBN: 978-620-8-22807-1

Conteúdo

RECONHECIMENTO

É com imenso prazer que reconheço com gratidão a ajuda e a orientação que me foram prestadas por um conjunto de pessoas a quem devo uma parte substancial da realização desta dissertação.

Em primeiro lugar, estou contente por ter as bênçãos dos meus pais na concretização da nossa ideia de realizar este projeto. Agradeço aos meus pais por me darem força e poder para ultrapassar todos os obstáculos e dificuldades que se colocam à realização do projeto.

Expresso um profundo sentimento de gratidão ao nosso honrado Diretor, **Dr. Nadendla Rama Rao, Farmacêutico, Doutor, FIC,** *pela sua ajuda em todos os aspectos necessários durante o meu trabalho de investigação.*

Aproveito esta oportunidade de ouro para expressar a minha humilde gratidão e respeito ao meu orientador de projeto **Sreenu Thalla, M. pharm., Ph.D.,** *Chalapathi Institute of Pharmaceutical Sciences, pela sua orientação inspiradora, encorajamento constante e sugestões intelectuais ao longo da dissertação.*

Agradeço aos meus amigos pelo seu apoio e cooperação durante a realização do livro de tese.

Agradeço a todos os que me ajudaram, direta ou indiretamente, a concluir com êxito o meu trabalho de projeto.

Por último, mas não menos importante, estou muito grato e dedicado aos meus pais e irmão pelo seu apoio moral.

V S R L SUSHMA KONDAVETI

Capítulo- 1

<u>RESUMO</u>

RESUMO

O sistema de saúde beneficia dos dispositivos médicos porque são instrumentos que podem salvar vidas. Para além dos seus efeitos terapêuticos, estes dispositivos têm um certo número de efeitos negativos. Para controlar estes impactos desfavoráveis, era necessário um sistema de vigilância de coorte forte. Para o efeito, foram desenvolvidos cuidados materiais. A Materiovigilância implica a monitorização e a análise dos incidentes que ocorrem em resultado da utilização de tecnologia médica. Não só controla os EA, como também promove a harmonia internacional.

Na Índia, o mecanismo de vigilância pós-comercialização dos dispositivos médicos é menos rigoroso do que o dos medicamentos. A materiovigilância implica o controlo dos resultados desfavoráveis provocados pelos dispositivos médicos depois de estes terem sido comercializados. Muitos países, incluindo a Índia, criaram os seus próprios sistemas de monitorização pós-comercialização em conformidade com as diretrizes da OMS. Na Índia, este sistema é designado por Programa de Materiovigilância da Índia. (MvPI).

É necessário um controlo rigoroso dos dispositivos médicos para impedir a utilização daqueles que não cumprem as normas mínimas de qualidade. Se necessário, os fabricantes ou os representantes autorizados podem também retirar do mercado determinados lotes de dispositivos médicos. Recolha é o termo utilizado para descrever qualquer ação tomada pelo fabricante ou fornecedor de um dispositivo médico para remover ou retirar o dispositivo do mercado ou para recuperar o dispositivo de qualquer pessoa a quem tenha sido dado, porque o dispositivo representa um risco para a saúde.

A investigação comparativa dos programas de materiovigilância na Índia e nos EUA permitirá uma compreensão aprofundada dos acontecimentos adversos relacionados com os dispositivos médicos. Juntamente com a regulamentação existente, a notificação de acontecimentos adversos e os materiais de orientação, foi examinado o quadro de vigilância pós-comercialização dos dispositivos médicos. A fim de efetuar uma investigação exaustiva, os dados foram recolhidos em vários motores de busca e combinados.

Palavras chave:

Programa de Materiovigilância da Índia (MvPI), notificação de dispositivos médicos (MDR), vigilância pós-comercialização, notificação voluntária de dispositivos médicos.

Capítulo- 2

<u>INTRODUÇÃO</u>

INTRODUÇÃO

Farmacovigilância

A farmacovigilância (FV) é crucial para o sistema de saúde, uma vez que avalia, monitoriza e detecta interações medicamentosas e os seus efeitos nas pessoas. Os produtos fabricados com recurso a técnicas farmacêuticas e biotecnológicas têm por objetivo tratar, prevenir ou diagnosticar doenças. A Índia, que alberga mais de mil milhões de potenciais consumidores de medicamentos, é a segunda nação mais populosa do mundo. Embora participe na iniciativa do Centro de Monitorização de Uppsala (UMC), a contribuição da Índia para a base de dados é apenas marginalmente significativa. Utilizando a escala da OMS e a escala de probabilidade de Naranjo, a análise de sinais é efectuada principalmente para analisar a causa e o efeito .[1]

A nomenclatura da "farmacovigilância

Farmacovigilância" é uma combinação de duas palavras, o grego pharmakon, que significa "droga", "medicamento" e o latim vigilare, "manter-se acordado". Pode, pois, concluir-se sem dificuldade que o objetivo da farmacovigilância é controlar a segurança dos medicamentos em uso, a fim de detetar os perigos e de os eliminar através da prevenção.

A evolução da farmacovigilância

1848- Durante uma operação para remover uma unha encravada, Hannah Greener, de quinze anos, morre sob o efeito de clorofórmio. O clorofórmio tinha sido introduzido na prática terapêutica no ano anterior, substituindo o éter, que produzia náuseas e vómitos mais potentes;

1937-Mais de 100 pessoas nos EUA são envenenadas pelo elixir de sulfanilamida; 1938-A Lei Federal sobre Medicamentos e Cosméticos é aprovada pelo Congresso dos EUA;

1955-É estabelecido que o ácido acetilsalicílico provoca perturbações digestivas;

1961-A revista "The Lancet" publica uma carta escrita pelo médico australiano William McBride. O seu tópico é a maior prevalência de malformações dos membros inferiores em crianças nascidas de mães que tomaram talidomida durante a gravidez;

1964 - O programa Yellow Card é introduzido no Reino Unido para a notificação espontânea de reacções adversas a medicamentos;

1965 - introdução da Diretiva 65/65/CEE do Conselho, de 26 de janeiro de 1965, relativa à harmonização das disposições legislativas, regulamentares e administrativas respeitantes às patentes de produtos farmacêuticos;

1968-O Programa de Monitorização Internacional de Drogas é lançado pela Organização Mundial de Saúde;

1995 - criação da Agência Europeia de Medicamentos;

2001 - introdução da base de dados EudraVigilance;

2012 - Diretiva 2010/84/UE do Parlamento Europeu e do Conselho, de 15 de dezembro de 2010, que altera a Diretiva 2001/83/CE relativa à legislação comunitária sobre medicamentos para uso humano no que diz respeito à farmacovigilância;

2017 - Introdução do novo sistema EudraVigilance .[2]

MATERIOVIGILÂNCIA

A Materiovigilância é um sistema coordenado para identificar, recolher, notificar e analisar quaisquer incidentes indesejáveis relacionados com a utilização de dispositivos médicos, bem como para salvaguardar a saúde do doente, evitando recorrências. Embora a vigilância pós-comercialização dos dispositivos médicos tenha sido iniciada em muitos países, ainda não é tão sofisticada e fiável como a dos medicamentos. O programa de materiovigilância da Índia foi lançado em 6 de julho de 2015, na Comissão da Farmacopeia Indiana, com o objetivo de acompanhar os acontecimentos adversos relacionados com a utilização de dispositivos médicos, gerar dados de segurança, sensibilizar as várias partes interessadas e recomendar os melhores métodos e intervenções para aumentar a segurança dos doentes .[3]

Dispositivos médicos na Índia

Os produtos que são utilizados para diagnosticar, prevenir, aliviar ou tratar uma doença, deficiência, acidente, etc. são conhecidos como dispositivos médicos. Existem mais de 500 000 tipos distintos de dispositivos médicos no mercado, desde pacemakers e óculos a aplicações para telemóveis e equipamento cirúrgico de ponta .[4]

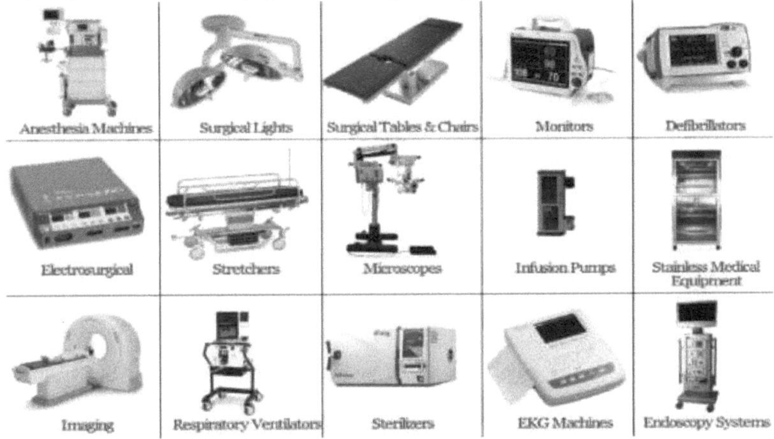

Figura 1: Tipos de dispositivos médicos

Definição

Qualquer aparelho envolvido no diagnóstico, atenuação, terapia ou prevenção de doenças e que não exiba o seu efeito quimicamente é designado por dispositivo médico.

Os dispositivos médicos têm uma grande variedade de complexidade e variam desde dois abaixadores de língua a equipamento médico computorizado altamente avançado. Os dispositivos médicos, tal como definidos pela Organização Mundial de Saúde (OMS), são artigos cujo principal modo de ação pretendido não é de natureza imunológica, metabólica ou farmacológica. O Grupo de Trabalho para a Harmonização Global (GHTF) propôs uma série de definições harmonizadas para os dispositivos médicos. A OMS afirma que os dispositivos médicos podem ser utilizados para um ou mais dos seguintes objectivos especificados:

.Diagnóstico, monitorização, terapia e/ou melhoria da doença

.Identificação, atenuação, controlo, tratamento, prevenção ou pagamento de uma lesão

.estudo, substituição ou incentivo de qualquer região anatómica ou processo fisiológico

.o fundamento e o alimento da vida

.Controlo da conceção

.limpeza de equipamento médico

.Informação fornecida para fins médicos como resultado da avaliação in vitro de espécimes adquiridos de locais do corpo humano que não têm o efeito desejado no corpo através de atividade imunológica, farmacológica ou metabólica (mas podem ser assistidos na sua função por estes sistemas).

Organismo regulador

O Controlador Geral de Medicamentos da Índia (DCGI) é responsável pela Organização Central de Controlo das Normas sobre Medicamentos (CDSCO), que faz parte do Ministério da Saúde e do Bem-Estar Familiar e é responsável pela gestão da regulamentação dos dispositivos médicos. A Direção-Geral dos Serviços de Saúde do Ministério da Saúde e do Bem-Estar Familiar alberga a CDSCO, a autoridade reguladora nacional (ARN) do país. A sua sede está localizada em FDA Bhavan, Kotla Road, Nova Deli 110002.

CDSCO

A autoridade central responsável pela execução das responsabilidades confiadas ao governo central ao abrigo da lei relativa às drogas e aos cosméticos é a Central Drugs Standard Control Organization (CDSCO). Seis gabinetes zonais, quatro gabinetes subzonais, 13 gabinetes portuários e sete laboratórios estão todos sob a supervisão da CDSCO .[5]

Funções da CDSCO[6]

.Aprovação de novos medicamentos e ensaios clínicos

.Registo e licenciamento das importações

. Os bancos de sangue, os LVP, as vacinas, os produtos de r-DNA e outros dispositivos médicos estão todos sujeitos à aprovação de licenças (regime CLAA)

.Alteração da lei e dos regulamentos D & C

.Proibição de drogas e cosméticos

.Fornecimento de licenças de ensaio, licenças pessoais e NOC de exportação

.Análise de novos medicamentos

.Vigilância e supervisão do mercado através da Inspeção do Centro Mais do que Autoridade Estatal

Estrutura da organização

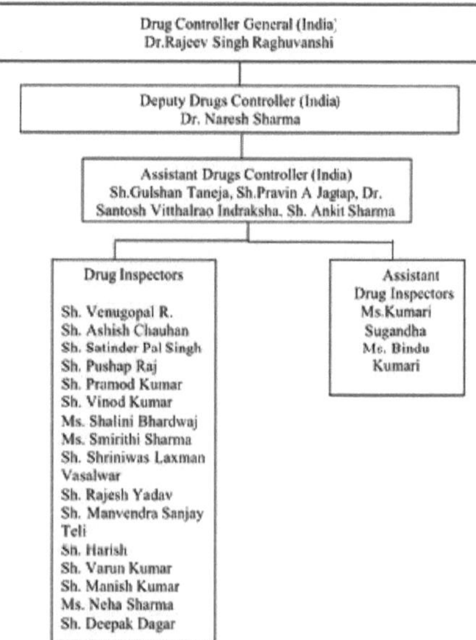

Figura 2: Organograma da regulamentação dos dispositivos médicos

Regulamentação dos dispositivos médicos
Capítulos das regras relativas aos dispositivos médicos, 2017[7]

Capítulo I	Título curto e início, aplicação, definições
Capítulo II	Classificação dos dispositivos médicos, agrupamento de dispositivos médicos, princípios essenciais para o fabrico de dispositivos médicos, normas de produtos para dispositivos médicos
Capítulo III	Autoridades, funcionários e organismos, registo de certos dispositivos médicos, registo de dispositivos médicos da classe A (não esterilizados e não destinados a medição),
Capítulo IV	Fabrico de dispositivos médicos para venda ou distribuição
Capítulo V	Importação de dispositivos médicos
Capítulo VI	Rotulagem de dispositivos médicos
Capítulo VII	Investigação clínica de um dispositivo médico e avaliação do desempenho clínico de um novo dispositivo médico de diagnóstico in vitro
Capítulo VIII	Importar ou fabricar um dispositivo médico que não tenha um dispositivo subjacente
Capítulo IX	Funções do responsável pelos dispositivos médicos, do responsável pela inspeção dos dispositivos médicos e do organismo notificado
Capítulo X	Registo do laboratório para a realização de ensaios ou avaliações
Capítulo XI	Venda de dispositivos médicos
Capítulo XII	Diversos

Quadro 1: Capítulos das regras relativas aos dispositivos médicos, 2017
Calendários de regulamentação dos dispositivos médicos, 2017

Calendário 1	Parâmetros de classificação dos dispositivos médicos e dos dispositivos médicos para diagnóstico in vitro
Calendário 2	Taxa a pagar pela licença, autorização e certificado de registo
Calendário 3	Documentos necessários para o registo do organismo notificado, suas obrigações e funções
Calendário 4	Documentos necessários para a concessão de uma licença de fabrico para venda, distribuição ou importação
Calendário 5	Sistema de gestão da qualidade para dispositivos médicos e dispositivos médicos para diagnóstico in vitro
Calendário 6	Modificação pós-aprovação
Calendário 7	Requisitos para a autorização de importação ou fabrico de dispositivos médicos experimentais para a realização de investigações clínicas
Calendário 8	Isenções

Quadro 2: Listas de regulamentação dos dispositivos médicos, 2017 Classificação dos dispositivos médicos

O DCGI é regido pelas classificações CDSCO para dispositivos médicos, juntamente com a aprovação regulamentar e o registo pelo CDSCO. Na Índia, todos os dispositivos médicos estão sujeitos a um quadro regulamentar que se baseia nas normas relativas aos medicamentos estabelecidas pela lei de 1940 relativa aos medicamentos e aos cosméticos e pelo regulamento de 1945 relativo aos medicamentos e aos cosméticos. Para uma vasta gama de artigos destinados a serem notificados e orientados como dispositivos médicos, a CDSCO fornece um conjunto de classificações de risco(5).

Classificação dos dispositivos médicos com base no risco na Índia

Classe A	Baixo risco
Classe B	Risco baixo moderado
Classe C	Moderado risco elevado
Classe D	Risco elevado

Quadro 3: Classificação dos dispositivos médicos na Índia

Dispositivos médicos nos EUA

O termo "dispositivo médico" refere-se a qualquer instrumento, aparelho, implemento, máquina, dispositivo, implante, reagente para utilização in vitro, software, material ou outro artigo semelhante ou relacionado, destinado a ser utilizado por seres humanos, isoladamente ou em combinação, para um ou mais dos seguintes fins médicos específicos:

diagnóstico, prevenção, controlo, tratamento ou atenuação de doenças; diagnóstico, controlo, tratamento ou atenuação de lesões; ou investimento

desinfeção de equipamento médico, recolha de informações através da análise in vitro de material derivado do corpo humano .[8]

Departamentos sob a alçada da FDA

A FDA, uma divisão do departamento de saúde e serviços humanos, é a agência federal responsável pela supervisão da regulamentação dos dispositivos médicos. Muitos dispositivos médicos têm de receber primeiro a autorização ou aprovação prévia da FDA antes de serem comercializados no país. A análise pré-comercialização de dispositivos médicos é principalmente da responsabilidade do Centro de Dispositivos e Saúde Radiológica (CDRH) da FDA. Os dispositivos relacionados com técnicas de recolha e processamento de sangue, produtos celulares e tecidos são regidos por outro centro, o Centro de Avaliação e Investigação Biológica (CBER).

Dispositivos médicos - Partes do CFR[9]

A filosofia "guarda-chuva" do regulamento CGMP original, que serviu de base, é adoptada pelo regulamento QS. A legislação não especifica em pormenor a forma como um fabricante deve criar um determinado gadget, uma vez que tem de se aplicar a muitos tipos de dispositivos diferentes. Em vez disso, o regulamento fornece o quadro que todos os fabricantes devem seguir, exigindo que os fabricantes desenvolvam e sigam procedimentos e preencham os detalhes que são apropriados para um determinado dispositivo, de acordo com o atual estado da arte do fabrico desse dispositivo específico.

Os fabricantes devem usar de bom senso ao criar o seu sistema de qualidade e aplicar as partes do regulamento QS, 21 CFR 820.5, que dizem respeito aos seus produtos e operações específicos. No âmbito desta flexibilidade, é dever de cada fabricante estabelecer normas para cada tipo ou família de dispositivos que conduzam a produtos seguros e eficazes, bem como estabelecer práticas e métodos para desenvolver, fabricar e distribuir produtos que cumpram as normas do sistema de qualidade. Mesmo que a tarefa real possa ser atribuída, a responsabilidade de completar estes requisitos e ter provas de que foram cumpridos não pode ser.

Sem prescrever um método específico para estabelecer estas caraterísticas, a FDA definiu no regulamento QS os elementos básicos que um sistema de qualidade deve incorporar. O regulamento QS permite alguma flexibilidade nas especificidades dos componentes do sistema de qualidade porque abrange uma vasta gama de dispositivos, métodos de produção, etc. Cabe aos fabricantes determinar a necessidade ou a extensão de alguns elementos de qualidade e desenvolver e aplicar procedimentos específicos adaptados aos seus processos e dispositivos particulares.

Uma História da Regulamentação e Supervisão de Dispositivos Médicos nos Estados Unidos[10]

A mais antiga organização abrangente de proteção do consumidor nos EUA é a Food and Drug Administration (FDA). O Pure Food and Medicines Act, assinado pelo Presidente Theodore Roosevelt em 1906, marcou o início da regulamentação da FDA em matéria de alimentos e medicamentos. Desde então, o envolvimento da FDA na defesa e promoção do desenvolvimento de produtos farmacêuticos para humanos e animais, produtos biológicos, dispositivos médicos, produtos emissores de radiação, alimentos para humanos c animais e cosméticos tem sido aumentado pelo Congresso.

As Emendas aos Dispositivos Médicos da Lei Federal dos Alimentos, Medicamentos e Cosméticos foram promulgadas nas décadas de 1960 e 1970, em resposta à exigência pública de um maior controlo sobre os dispositivos médicos. O Center for Devices and Radiological Health (Centro de Dispositivos e Saúde Radiológica) foi criado em 1982, quando as divisões organizacionais da FDA responsáveis pela supervisão de dispositivos médicos e artigos emissores de radiação se uniram (CDRH).

1906: Lei dos Alimentos Puros e das Drogas

.Estabeleceu as bases para a atual FDA

.É proibido o comércio interestatal de géneros alimentícios e medicamentos contaminados ou com marcas incorrectas

1938: Lei Federal sobre Alimentos, Medicamentos e Cosméticos (Lei FD&C)

.A principal lei que permite à FDA regulamentar e supervisionar os produtos médicos

. Proibição alargada do comércio interestatal de cosméticos e dispositivos médicos contaminados e de marca incorrecta

.O poder de efetuar inspecções às instalações

1944: Lei do Serviço de Saúde Pública

.Certificação laboratorial estabelecida

.Aumento da regulamentação dos produtos biológicos

1968: Lei sobre o controlo das radiações para a saúde e a segurança

.Destina-se a reduzir a exposição a campos magnéticos elevados e a radiações provenientes de produtos eléctricos

. Desenvolveu critérios de desempenho para artigos emissores de radiação, tais como ressonâncias magnéticas, equipamento de micro-ondas, ultra-sons ou diatermia, equipamento UV e equipamento laser.

1970: O Presidente Nixon criou o Comité Cooper

.Theodore Cooper, médico, antigo diretor do Instituto Nacional do Coração e do Pulmão, foi o presidente do painel enquanto este investigava a necessidade de regulamentação dos dispositivos médicos.

. Aconselha-se que qualquer nova legislação se centre exclusivamente nos dispositivos, uma vez que estes colocam problemas diferentes dos dos produtos farmacêuticos

.Introduziu a ideia de classes de dispositivos médicos baseadas no risco

1976: Alterações à Lei FD&C relativas aos dispositivos médicos

.Destina-se a oferecer um nível razoável de garantia relativamente à eficácia e segurança do equipamento médico

.Desenvolveu um sistema de classificação de três classes, baseado no risco, para todos os equipamentos médicos.

.A criação dos canais regulamentares para a comercialização de novos dispositivos médicos (dispositivos que não estavam no mercado em 28 de maio de 1976 ou que tinham sofrido alterações consideráveis) Notificação prévia à colocação no mercado (510(k)) e Aprovação prévia à colocação no mercado (PMA)

. Desenvolveu o quadro regulamentar (Investigational Device Exemption (IDE)) para dispositivos médicos inovadores e experimentais a serem testados em doentes.

. Estabeleceu uma série de condições cruciais pós-comercialização: São necessárias boas práticas de fabrico (BPF), a inclusão de empresas e produtos na base de dados da FDA e a comunicação de incidentes relacionados com dispositivos médicos defeituosos.

.Permitir que a FDA proíba os gadgets

1977: O Gabinete de Dispositivos Médicos e Produtos de Diagnóstico passou a designar-se Gabinete de Dispositivos Médicos

1990: Lei sobre Dispositivos Médicos Seguros (SMDA)

.Melhoria da vigilância pós-comercialização dos dispositivos através de:

.Exigir que os estabelecimentos utilizadores registem os incidentes adversos com dispositivos médicos, tais como hospitais e lares de idosos

.Permitir que a FDA ordene aos fabricantes que efectuem um controlo pós-comercialização dos dispositivos implantados de forma permanente, caso estes falhem e causem danos graves ou morte

.Permite que a FDA emita ordens de retirada de dispositivos e imponha sanções civis por transgressões à lei fd&c.

.A equivalência significativa descrita, o requisito para a comercialização de um dispositivo pelo programa 510(k)

.Métodos alterados para estabelecer, revogar ou alterar as normas de desempenho

. A fim de promover o desenvolvimento de dispositivos destinados a doenças raras, foram criados os programas de dispositivos de utilização humanitária (HUD) e de isenção de dispositivos de utilização humanitária (HDE).

1992: Lei sobre as normas de qualidade em mamografia (MQSA)

.As instalações de mamografia devem ser verificadas pelo governo federal como satisfazendo critérios de qualidade e acreditadas.

. As instalações devem passar por inspecções anuais realizadas por inspectores federais ou estatais após a acreditação inicial.

1997: Lei de Modernização da Administração de Alimentos e Medicamentos (FDAMA)

.Desenvolveu as diretrizes de análise pré-comercialização "menos onerosas"

. Criou a possibilidade de as avaliações iniciais antes da comercialização de dispositivos específicos serem efectuadas por terceiros certificados.

.Permitiu a utilização de informações provenientes da investigação sobre iterações anteriores de um dispositivo em aplicações pré-comercialização para futuras iterações do dispositivo

.Foi disponibilizado um maior acesso aos dispositivos de investigação.

.Formulação do programa de novo para permitir a classificação manual de novos dispositivos de risco baixo a moderado nas classes i ou ii, por oposição à classe iii.

2002: Lei sobre a taxa de utilização e modernização dos dispositivos médicos (MDUFMA)

. Para ajudar a FDA a melhorar a eficácia, o calibre e a previsibilidade das avaliações das apresentações de dispositivos médicos, a FDA foi autorizada a cobrar taxas de utilização a um pequeno grupo de apresentações de dispositivos médicos antes da comercialização.

. O programa de determinação de pequenas empresas (sbd) foi implementado para permitir taxas reduzidas de aprovação antes da comercialização para pequenas empresas qualificadas.

. Os objectivos de desempenho da FDA foram desenvolvidos para as decisões relativas a vários processos de pré-comercialização

aplicações.

. Foram estabelecidas novas regulamentações para os dispositivos "reprocessados"

. Registo eletrónico das empresas de dispositivos médicos aprovadas

. Foi criado o gabinete de produtos combinados.

2007: Lei de Alterações da Administração de Alimentos e Medicamentos (FDAAA)

. Reautorização da taxa de utilização de dispositivos médicos (MDUFA II), com melhorias nos prazos de revisão antes da comercialização

. Todas as listagens e inscrições devem ser feitas por via eletrónica.

. Exigiu que a FDA criasse um sistema para que os rótulos dos dispositivos médicos tivessem um identificador único, ou "identidade única do dispositivo" (UDI).

2012: Lei da Segurança e Inovação da Administração de Alimentos e Medicamentos (FDASIA)

. Reauthorized the Medical Device User Fee Program (MDUFA III), adding shared result objectives with industry and improving premarket review times.

. Foi criada a via direta De Novo, que permite que os novos dispositivos de risco baixo a moderado sejam classificados nas classes I ou II (em vez de na classe III) sem terem de apresentar previamente um pedido de autorização 510(k) (k)

. alterou os requisitos para a rejeição de um IDE

. A FDA foi autorizada a colaborar com outros governos para unificar as normas regulamentares.

. A FDA deve entregar uma Sinopse Substantiva ao detentor do pedido de determinações importantes da apresentação.

. Alargou a utilização das diretrizes "menos onerosas" nas avaliações anteriores à comercialização

2016: Lei "Curas do Século XXI

. Exigiu o desenvolvimento ou a adaptação de procedimentos e diretrizes destinados a facilitar o acesso dos doentes a equipamento médico inovador, incluindo:

. Transposição para a legislação do programa de análise acelerada da FDA para novos dispositivos

. Alargamento da utilização dos princípios de análise pré-comercialização "menos onerosa"

. Simplificação do processo de supressão de dispositivos do requisito de notificação prévia 510(k)

. Aumentar o número de doentes nos Estados Unidos que devem cumprir os critérios para a designação de dispositivo de utilização humanitária (DUD) de "Menos de 4 000" para "Não mais de 8 000" por ano

. Permitir que as actividades IDE e HDE sejam supervisionadas por comissões centrais de análise institucional (IRB), em vez de exigir apenas IRB locais

.Exigir que a FDA reveja a regulamentação dos produtos combinados

2017: Lei de Reautorização da Administração de Alimentos e Medicamentos (FDARA)

.O sistema nacional de avaliação das tecnologias da saúde (nest) e os contributos dos doentes; reauthorized the medical device user fee programme (MDUFA iv), including improvements to premarket review times and investments in strategic initiatives. .Aprovou o planeamento de inspecções baseadas no risco para estabelecimentos de dispositivos e recomendou melhorias adicionais no processo de inspeção de estabelecimentos de dispositivos.

.Separação da classificação do acessório da do dispositivo-mãe

Classificação dos dispositivos médicos nos EUA

Dispositivo Classificação	Risco	Controlos regulamentares	FDA Tipo de apresentação/pedido
Classe I	Baixo a Moderado	Geral	510(k) Notificação prévia à colocação no mercado *A maioria dos dispositivos desta classe está isenta de 510(k)
Classe II	Moderado a elevado	Geral e Especial	Notificação prévia à comercialização 510(k)
Classe III	Elevado	Geral e Pré-mercado Aprovação (PMA)	Aprovação antes da comercialização (PMA)

Quadro 4: Classificação dos dispositivos médicos nos EUA

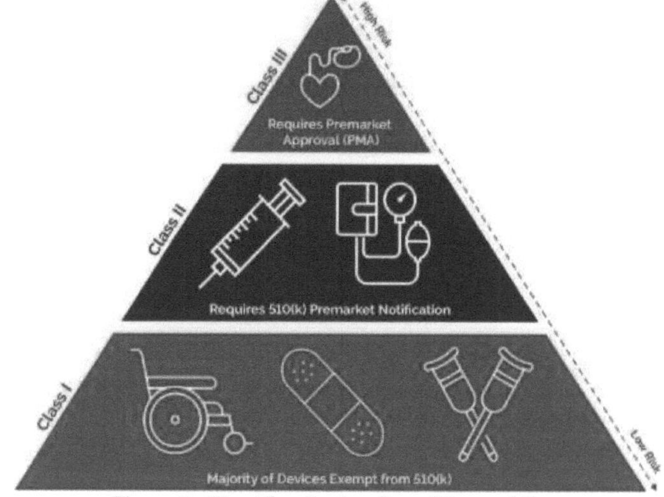

Figura 3: Classificação dos dispositivos médicos

Capítulo- 3

FINALIDADE E OBJECTIVO

15

OBJECTIVOS

OBJECTIVO:

O objetivo do estudo é monitorizar os acontecimentos adversos causados por dispositivos médicos e enumerar os dispositivos médicos que foram retirados da circulação durante a pandemia de covid-19 nos países Índia e EUA.

OBJECTIVOS:

- Capturar e registar suspeitas de acontecimentos adversos relacionados com dispositivos médicos, como acontecimentos graves e não graves.
- Identificar um sistema nacional de monitorização dos acontecimentos adversos relacionados com os dispositivos médicos.
- Gerar informação baseada em provas sobre a segurança dos dispositivos médicos.
- Para garantir a identificação precoce de problemas ou riscos relacionados com os dispositivos médicos.
- Enumerar os dispositivos médicos recolhidos durante a covid-19 na Índia e nos EUA.

Capítulo- 4

<u>REVISÃO DA LITERATURA</u>

17

1. **Saurabh Nimesh et al.**, (2018) trabalharam sobre "Pharmacovigilance: An Overview" A farmacovigilância (FV) desempenha um papel fundamental no sistema de saúde através da avaliação, monitorização e descoberta de interações entre medicamentos e os seus efeitos no ser humano. Os produtos farmacêuticos e biotecnológicos são concebidos para diagnosticar, prevenir ou curar doenças. A Índia é o segundo país mais populoso do mundo, com mais de mil milhões de potenciais consumidores de medicamentos. Embora a Índia participe no programa do Centro de Monitorização de Uppsala (UMC), a sua contribuição para essa base de dados é relativamente pequena. A avaliação do sinal é efectuada principalmente para analisar a causa e o efeito utilizando a escala de probabilidade da Organização Mundial de Saúde (OMS) e a escala de probabilidade de Naranjo. A deteção de sinais e a sua avaliação é um processo muito vital e complexo.

2. **Bikash Ranjan Meher**(2018) trabalhou sobre "Materiovigilância: An Indian perspective" A Materiovigilância é o sistema coordenado de identificação, recolha, comunicação e análise de quaisquer ocorrências indesejáveis associadas à utilização de dispositivos médicos e à proteção da saúde dos doentes através da prevenção das suas recorrências. A vigilância pós-comercialização de dispositivos médicos foi iniciada em muitos países, mas ainda não está tão desenvolvida e sólida como a dos medicamentos. O programa de materiovigilância da Índia foi lançado em 6 de julho de 2015, na Comissão da Farmacopeia Indiana, com o objetivo de acompanhar os acontecimentos adversos associados à utilização de dispositivos médicos, gerar dados de segurança, sensibilizar as diferentes partes interessadas e recomendar as melhores práticas e intervenções para melhorar a segurança dos doentes.

3. **Definição dos termos "Dispositivo Médico" e "Dispositivo Médico para Diagnóstico In Vitro (DIV)"**. Este documento foi elaborado pela Global Harmonization Task Force, um grupo internacional voluntário de representantes de autoridades reguladoras de dispositivos médicos e associações comerciais da Europa, Estados Unidos da América (EUA), Canadá, Japão e Austrália. O documento destina-se a fornecer orientações não vinculativas às autoridades reguladoras para utilização na regulamentação dos dispositivos médicos e foi objeto de consulta ao longo do seu desenvolvimento.

4. **Regulamento do Sistema de Qualidade (QS)/Boas Práticas de Fabrico de Dispositivos Médicos.** Este documento fornece informações sobre os requisitos de boas práticas de fabrico do Regulamento do Sistema de Qualidade (QS) (21 CFR Parte 820) para incorporar a norma internacional específica para sistemas de gestão da qualidade de dispositivos médicos definida pela Organização Internacional de Normalização (ISO), ISO 13485:2016 Dispositivos médicos - Sistemas de gestão da qualidade - Requisitos para fins regulamentares.

5. **Uma História da Regulamentação e Supervisão de Dispositivos Médicos nos Estados Unidos.** Este documento descreve a Food and Drug Administration (FDA), a mais antiga agência de proteção do consumidor nos Estados Unidos. A supervisão de alimentos e medicamentos pela FDA começou em 1906, quando o presidente Theodore Roosevelt assinou a Lei de Alimentos e Medicamentos Puros. Desde então, o Congresso alargou o papel da FDA na proteção e promoção do desenvolvimento de medicamentos para uso humano e veterinário, produtos biológicos, dispositivos médicos e produtos emissores de radiação, alimentos para uso humano e animal e cosméticos.

6. **S&A Law Offices** (2018) trabalhou em "Índia: Materiovigilance Programme Of India

(MvPI) Issues Draft Guidance On Medical Devices". Este artigo descreve o segmento de dispositivos médicos na Índia, considerado o quarto maior mercado da Ásia, no valor de aproximadamente US $ 5,5 bilhões e em expansão a um ritmo constante, apresenta um cenário de negócios e oportunidades interessantes para fabricantes / empreendedores nacionais e internacionais. Atualmente, o sector dos dispositivos médicos da Índia é dominado por empresas multinacionais, o que é evidente pelo facto de a Índia depender da importação de dispositivos médicos (cerca de 75-80% das vendas são geradas por dispositivos médicos importados) para abastecer o seu sistema de saúde. Ao longo dos anos, muitas multinacionais estabeleceram-se na Índia.

7.   **Shukla S et al.,** (2019) trabalharam na implementação da notificação de eventos adversos para dispositivos médicos, na Índia. Este artigo fornece informações sobre o rápido crescimento da utilização de dispositivos médicos chamou a atenção para lacunas na monitorização sistemática dos acontecimentos adversos associados a dispositivos médicos na Índia. A aplicação da regulamentação nacional sobre dispositivos médicos teve início em janeiro de 2018. Apoiada por uma rede nacional de centros de monitorização, a Comissão da Farmacopeia Indiana coordena as notificações de eventos adversos dos fabricantes, representantes legais e doentes ou utilizadores. A comissão acompanha e analisa os relatórios com grupos de peritos na matéria e envia recomendações sobre as medidas necessárias à autoridade reguladora nacional.

8.   **Documento de orientação da Comissão da Farmacopeia Indiana sobre o Programa de Materiovigilância da Índia (MvPI), versão 1.2.** Este documento fornece informações sobre o Programa de Materiovigilância da Índia (MvPI), a vigilância pós-comercialização, as responsabilidades das partes interessadas no âmbito do MvPI, a notificação de acontecimentos adversos relacionados com dispositivos médicos, a avaliação de casualidades, a deteção de sinais, o formulário de notificação de acções corretivas de segurança no terreno e as acções regulamentares e os resultados das acções no ecossistema de dispositivos médicos.

9.   **Histórico do Regulamento de Notificação de Dispositivos Médicos.** Este documento fornece informações sobre a introdução da notificação de dispositivos médicos (MDR), Resumo do regulamento MDR, alterações que afectam o regulamento MDR, Alterações da Lei de Modernização, Notificação de problemas com dispositivos médicos. O regulamento MDR fornece um mecanismo para a FDA e os fabricantes identificarem e monitorizarem eventos adversos significativos envolvendo dispositivos médicos. Os objectivos do regulamento são detetar e corrigir problemas atempadamente. Embora os requisitos do regulamento possam ser aplicados através de sanções legais autorizadas pelo Federal Food Drug & Cosmetic (FD&C) Act, a FDA conta com a boa vontade e a cooperação de todos os grupos afectados para atingir os objectivos do regulamento.

10. **Ficha informativa da FDA: Relatórios de dispositivos médicos.** Esta descrição sobre a vigilância pós-comercialização de eventos adversos envolvendo dispositivos médicos é da responsabilidade tanto do fabricante do dispositivo como da instituição de saúde que utiliza o dispositivo. Os regulamentos de Notificação de Dispositivos Médicos (MDR) exigem que os fabricantes notifiquem à FDA incidentes relacionados com dispositivos, mortes, ferimentos graves e avarias de dispositivos que possam causar ou contribuir para a morte ou ferimentos graves, caso ocorram. Os estabelecimentos de cuidados de saúde são obrigados a comunicar ao fabricante e à FDA as mortes de pacientes suspeitas de estarem associadas a dispositivos.

11. **Comunicação de Dispositivos Médicos (MDR): Como comunicar problemas com dispositivos médicos.** Este documento fornece informações sobre Visão Geral da Notificação

de Dispositivos Médicos, Requisitos de Notificação Obrigatória de Dispositivos Médicos, Programa de Notificação Voluntária Resumida de Falhas de Funcionamento, Notificação Voluntária de Dispositivos Médicos, Como Notificar um Problema com um Dispositivo Médico, Envio de Relatórios de Dispositivos Médicos para Dispositivos Licenciados como Produtos Biológicos, Pesquisa de Relatórios de Dispositivos Médicos.

12. **Requisitos de comunicação obrigatória: Fabricantes, Importadores e Instalações de Utilizadores de Dispositivos.** Isto descreve a Notificação Obrigatória de Dispositivos Médicos, Resumo dos Requisitos de Notificação Obrigatória para Fabricantes e Importadores, Resumo dos Requisitos de Notificação Obrigatória para Instalações de Utilizadores, Ficheiros de Reclamações e Notificação de Dispositivos Médicos, Notificação Eletrónica de Dispositivos Médicos (eMDR), Perguntas sobre a Notificação de Dispositivos Médicos.

13. **Documento de orientação sobre perguntas e respostas sobre eMDR - Electronic Medical Device Reporting - Guidance for Industry, User Facilities and FDA Staff.** Este guia destina-se a responder a perguntas relacionadas com a regra final da FDA que exige que os fabricantes e importadores de dispositivos apresentem relatórios obrigatórios de eventos adversos individuais de dispositivos médicos, também conhecidos como relatórios de dispositivos médicos (MDRs), à Agência num formato eletrónico que a FDA possa processar, rever e arquivar (doravante referida como a Regra Final eMDR). Os relatórios electrónicos também estão disponíveis para as instalações dos utilizadores, no entanto, a regra final eMDR permite que as instalações dos utilizadores continuem a apresentar apenas relatórios escritos à FDA. Os requisitos desta norma final entrarão em vigor a 14 de agosto de 2015. Este guia fornece informações gerais sobre como preparar e enviar um relatório eletrónico de dispositivos médicos pós-comercialização para o Centro de Dispositivos e Saúde Radiológica (CDRH) da FDA. O guia também identifica onde pode encontrar informações mais detalhadas sobre a preparação e transmissão dos relatórios.

METODOLOGIA

METODOLOGIA

Cada estudo tem alguns padrões e segue certos caminhos para chegar ao seu destino. Assim, o método a seguir desempenha um papel importante na determinação dos resultados e das consequências do estudo.

O estudo foi organizado em 4 etapas para atingir os objectivos

1. Tipo de estudo
2. Fontes de dados
3. Preocupações regulamentares
4. Processo de estudo

1. TIPO DE ESTUDO

Este é o estudo onde o esforço foi feito para estudar os regulamentos de dispositivos médicos, eventos adversos, relatando os eventos, listando os produtos recolhidos durante a era covid 19 e para fornecer recomendações sobre a segurança do paciente e harmonização do quadro regulamentar para o estudo de materiovigilância e vigilância pós-comercialização de dispositivos médicos na Índia e nos EUA.

2. FONTES DE DADOS

Neste estudo, foram referidas fontes de dados primárias e secundárias, que incluem as seguintes:

> Artigos de jornais publicados em publicações revistas por pares.

> Sítios Web de várias agências e organizações reguladoras.

> Diretrizes e documentos de orientação emitidos pelas autoridades reguladoras dos países incluídos no estudo.

> Registos e bases de dados de várias agências reguladoras.

3. PREOCUPAÇÕES COM OS REQUISITOS REGULAMENTARES

A comparação envolve principalmente 4 fases

1. Requisitos regulamentares gerais
2. Classificação dos dispositivos médicos
3. Eventos adversos relatados
4. Prazo de apresentação de relatórios

PROCESSO DE ESTUDO

	Definir o enquadramento	-
-	Determinação de metas e objectivos	-
-	Recolha de dados	-
-	Estudo e análise de dados	-
-	Discussão	-
-	Interpretação dos dados	-
-	Conclusão	-

Capítulo- 6

<u>RESULTADOS E DISCUSSÃO</u>

23

PROGRAMA DE MATERIOVIGILÂNCIA NA ÍNDIA

Regulamentação dos dispositivos médicos na Índia

A Autoridade Reguladora Nacional (ARN) responsável pela aprovação do fabrico, importação, realização de ensaios clínicos, definição de normas, venda e distribuição de dispositivos médicos é a Central Drugs Standard Control Organization (CDSCO), que faz parte da Direção-Geral dos Serviços de Saúde do Ministério da Saúde e do Bem-Estar Familiar (MoHFW), Governo da Índia (GI). A Comissão da Farmacopeia Indiana actua como NCC para o MvPI, e a CDSCO é responsável pela sua condução como NRA. O MvPI foi concebido para possibilitar a recolha de dados de segurança de forma sistemática, de modo a que as decisões regulamentares e as sugestões para a utilização segura dos dispositivos médicos utilizados na Índia se possam basear nas informações aqui produzidas. Os objectivos do programa incluem o controlo dos eventos adversos relacionados com dispositivos médicos (MDAE), a formação do pessoal de saúde sobre o valor da comunicação de MDAE na Índia e o acompanhamento da relação risco-benefício dos dispositivos médicos .[11]

Programa de Materiovigilância da Índia (MvPI)

Antecedentes

Em 6 de julho de 2015, o Controlador Geral de Medicamentos da Índia (DCGI) revelou publicamente o MvPI na Comissão da Farmacopeia Indiana (IPC), Ghaziabad. A Comissão da Farmacopeia Indiana (IPC), uma agência independente sob a alçada do Ministério da Saúde e do Bem-Estar Familiar, actua como Centro de Coordenação Nacional (NCC) para o Programa de Materiovigilância do país.

Introdução

O Programa de Materiovigilância da Índia (MvPI) foi autorizado e lançado pelo Ministério da Saúde e do Bem-Estar Familiar, Governo da Índia, com o objetivo específico de controlar a segurança e manter o calibre dos dispositivos médicos utilizados no país.

Em 6 de julho de 2015, o Controlador Geral de Medicamentos da Índia (DCGI) revelou publicamente o MvPI na Comissão da Farmacopeia Indiana (IPC), Ghaziabad. A Comissão da Farmacopeia Indiana (IPC), uma agência independente sob a alçada do Ministério da Saúde e do Bem-Estar Familiar, actua como Centro de Coordenação Nacional (NCC) para o Programa de Materiovigilância do país. O Sree Chitra Tirunal Institute of Medical Sciences & Technology (SCTIMST), de Thiruvananthapuram, actua como Centro Nacional de Colaboração para o MvPI. A Divisão de Tecnologia dos Cuidados de Saúde, Centro Nacional de Recursos do Sistema de Saúde (NHSRC), Nova Deli, que é também um centro colaborador da OMS para dispositivos médicos prioritários e política de tecnologia da saúde, está a prestar apoio técnico ao programa.

O programa MvPI procura incentivar e facilitar a comunicação de ocorrências adversas relacionadas com dispositivos médicos e, em seguida, avaliar essas ocorrências. Estes eventos adversos e notificações relacionados com dispositivos médicos são avaliados de forma científica e metódica, o que incentiva a identificação das tendências necessárias para melhorar e salvaguardar a saúde e a segurança dos doentes. As Regras sobre Dispositivos Médicos de 2017, em vigor desde janeiro de 2018, exigem que todos os acontecimentos adversos relacionados com dispositivos médicos sejam notificados, a fim de proteger os doentes.

O programa MvPI e o seu mecanismo de notificação são atualmente negligenciados pelas unidades de saúde e devem ser ativamente promovidos para que as questões de saúde pública relacionadas com os dispositivos médicos possam ser abordadas.

Visão

Reduzir o risco associado à utilização de dispositivos médicos através do registo de ocorrências adversas relacionadas com esses dispositivos, melhorando assim a segurança dos doentes e o bem-estar da comunidade indiana.

Missão

Assegurar que a utilização de equipamento médico tem mais vantagens do que riscos, a fim de proteger a saúde da população indiana.

Objectivos

Ao reduzir a frequência de ocorrências desfavoráveis e de avarias, a iniciativa foi lançada com o objetivo de preservar a saúde e garantir a segurança dos utilizadores de dispositivos e de terceiros.

- Desenvolver um sistema nacional de controlo da segurança dos doentes;
- Avaliar a relação risco-benefício das aplicações de dispositivos médicos.
- Produzir informações baseadas em provas sobre a segurança dos dispositivos médicos
- Assistir o CDSCO na tomada de decisões relativas à utilização de equipamentos médicos
- Para minimizar os riscos, é importante divulgar informações sobre a segurança dos dispositivos médicos a todas as partes interessadas.
- Tornar-se um inovador reconhecido no domínio da materiovigilância a nível nacional e trabalhar com outras instituições de saúde e organizações internacionais para gerir dados e trocar informações.

Objectivos a curto prazo

Criar e implementar um Programa de Materiovigilância em todo o país da Índia Promover a notificação de ocorrências adversas envolvendo dispositivos médicos por médicos, engenheiros biomédicos e clínicos, gestores de tecnologia hospitalar, farmacêuticos, enfermeiros e técnicos.

Os fabricantes de dispositivos médicos podem registar-se voluntariamente para:

- Comunicar acontecimentos adversos ao IPC-NCC
- Conduzir análises de causa raiz e comunicar ao IPC-NCC quaisquer dispositivos médicos que falhem ou se deteriorem.
- Descrever quaisquer medidas corretivas ou preventivas tomadas em resposta a quaisquer potenciais acontecimentos adversos, quase-acidentes, acontecimentos adversos ou recolhas de equipamento médico.

Objectivos a longo prazo

- Alargar o Centro de Monitorização de Eventos Adversos de Dispositivos Médicos (MDMC) a todos os hospitais (públicos e privados) e centros de programas de saúde pública em toda a Índia
- Criar e implementar um sistema de notificação eletrónica (e-reporting); promover uma cultura de notificação entre médicos, engenheiros biomédicos e fabricantes de dispositivos médicos, etc.
- Para fazer comentários e enviar relatórios de progresso ou de estado a todos os que comunicam ocorrências adversas utilizando o formulário MvPI MDAE.
- Enviar um e-mail ou mensagem de texto com um alerta de dispositivo médico para hospitais ou para o público em geral.
- Acompanhar as acções corretivas do fabricante em resposta ao relatório apresentado pelo Centro do Programa de Materiovigilância.
- O objetivo de tornar obrigatória a comunicação de dados de Materiovigilância por parte

dos fabricantes de dispositivos médicos ou dos seus representantes autorizados para a comercialização ou venda de dispositivos médicos na Índia é o seguinte Apoiar um sistema de saúde em que a aquisição de dispositivos médicos só seja efectuada depois de estudados os acontecimentos adversos associados aos dispositivos médicos destinados a aquisição

Comités no âmbito do NCC

Os seguintes comités e painéis foram constituídos pelo MoHFW, Governo da Índia, para dar orientações adequadas ao funcionamento eficaz do programa

Comité de Direção MvPI

Um Comité de Direção supervisiona e gere o MvPI, a fim de supervisionar e orientar adequadamente a iniciativa.

Grupo de trabalho MvPI

Foi criado para prestar aconselhamento técnico à CDSCO no que respeita à intervenção regulamentar dos dispositivos médicos, bem como para aprovar questões técnicas importantes relacionadas com a criação e a execução do programa. Para questões relacionadas com a qualidade, a técnica, a formação e os sinais de acontecimentos adversos, o grupo de trabalho pode selecionar o comité técnico de base.

Comunicação em MvPI

O sucesso do MvPI depende de uma via de comunicação eficiente. O fluxo de informação entre os principais intervenientes é apresentado no diagrama seguinte, assegurando a transferência constante de dados, informações e conhecimentos. O fluxo de comunicação do MvPI está representado no diagrama seguinte .[12]

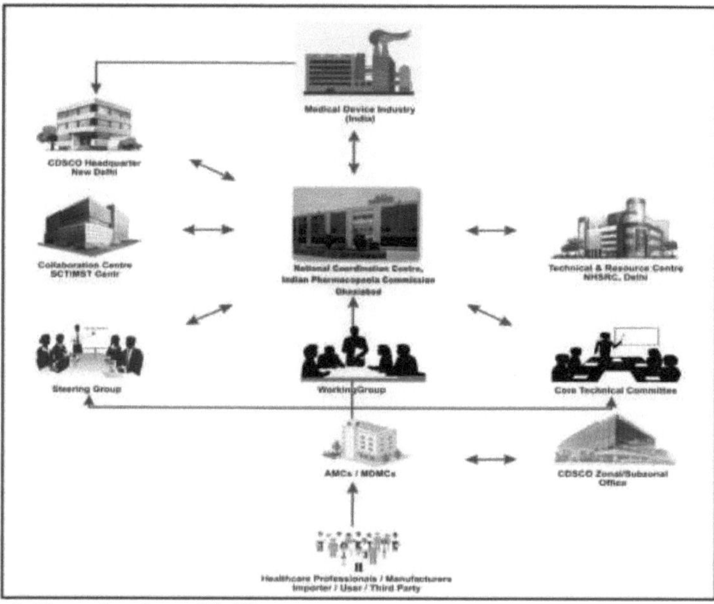

Figura 4: Comunicação em MvPI

Vigilância pós-comercialização

O termo "programa de vigilância pós-comercialização" refere-se ao controlo da utilização de dispositivos médicos, incluindo a recolha de dados sobre o seu desempenho, qualidade ou segurança após a sua colocação no mercado. Dispositivo médico Vigilância pós-comercialização ou vigilância de dispositivos médicos são vários nomes para a mesma prática. Uma ocorrência desfavorável relacionada com um dispositivo médico pode nem sempre resultar em lesão ou morte. O resultado final pode ser um diagnóstico falhado ou um erro de diagnóstico, exigindo uma ação rápida dos profissionais de saúde para evitar um incidente potencialmente prejudicial ou nocivo para o doente.

O objetivo de um sistema de notificação de incidentes adversos e da sua subsequente avaliação é melhorar a proteção da saúde e da segurança dos doentes e dos utilizadores, diminuindo o risco de o mesmo tipo de incidente adverso ocorrer em vários locais e em vários momentos. Este objetivo será alcançado através da análise dos casos notificados e, sempre que necessário, da divulgação de conhecimentos que possam ser aplicados para impedir repetições semelhantes ou atenuar os seus efeitos.

A vigilância dos dispositivos médicos é útil para:

O Ministério da Saúde e do Bem-Estar Familiar do governo indiano deu um passo importante no sentido de prestar cuidados de saúde seguros, razoáveis e responsáveis aos residentes indianos, criando um sistema para acompanhar e analisar as ocorrências adversas associadas aos dispositivos médicos.

Nos últimos anos, tornou-se cada vez mais evidente a necessidade de um sistema eficaz para lidar com os riscos para a segurança do equipamento médico e das emergências. As questões relacionadas com a segurança dos dispositivos médicos ganham frequentemente relevância internacional. As preocupações com a segurança dos dispositivos médicos já não estão limitadas a nações específicas devido à rapidez com que o conhecimento é transmitido no mundo moderno.

Os meios de comunicação social e o público em geral recebem frequentemente informações em simultâneo com a autoridade reguladora nacional, ou mesmo antes dela. Espera-se que as agências reguladoras respondam a crises - reais ou sentidas - bem como a preocupações de segurança locais ou internacionais - de forma aberta, eficaz, completa e rápida.

Documentar e notificar acontecimentos adversos

Por muito grave, pouco frequente ou frequente que seja um acontecimento adverso no que respeita aos dispositivos médicos utilizados na Índia, este pode ser notificado. Além disso, qualquer defeito, degradação ou erro na rotulagem ou nas instruções de utilização de um equipamento médico pode ser comunicado, bem como qualquer mau funcionamento ou alteração das suas caraterísticas ou desempenho. O MvPI produziu um formulário de notificação de eventos adversos de dispositivos médicos em formato de relatório, de duas páginas, que contém todas as informações pertinentes sobre o paciente, o evento adverso, o dispositivo, o regulador e o relator. Este formulário está acessível ao público no sítio Web do IPC (www.ipc.gov.in). O formulário devidamente assinado pode ser entregue ao centro local de monitorização de dispositivos médicos (MDMC) ou pode ser imediatamente enviado para o Centro Nacional de Colaboração (NCC). Além disso, pode ser digitalizado e enviado por correio eletrónico para moc.liamg@aidnicpi.ipvm e @sctismt.ac.in. O incidente adverso também pode ser comunicado ligando para o número da linha de apoio criada pelo NCC-PvPI (1800-180-3024). A documentação e a comunicação de incidentes adversos devido ao dispositivo e ao fluxo ininterrupto de informações incluem muitas questões e relações entre as diferentes partes interessadas.

Papéis dos fabricantes, prestadores de serviços de saúde, coordenadores de investigação no MDMC e fabricantes

O Centro Nacional de Colaboração, o Centro Nacional de Coordenação, o Centro de Apoio Técnico e Investigação e o CDSCO são todos responsáveis .[3]

Critérios de comunicação

Situação em que um fabricante, um prestador de cuidados de saúde ou um MDMC se apercebe de um acontecimento ou incidente. Quando um fabricante de dispositivos médicos toma conhecimento de um acidente ou incidente A comunicação de incidentes ou eventos é atualmente um esforço voluntário dos fabricantes indianos de dispositivos médicos. Os fabricantes são aconselhados a iniciar um inquérito sobre a causa raiz da falha e a informar o IPC-NCC quando tomam conhecimento de informações sobre um incidente que envolveu o seu produto. Os investigadores associados do MDMC mais próximos do local do incidente ou acontecimento receberão esta informação do IPC-NCC.

As informações obtidas através da realização de ensaios de dispositivos pelo fabricante, utilizador ou outra parte podem incluir

a)   um defeito ou deterioração das caraterísticas ou da funcionalidade do dispositivo médico

b)   um resultado de ensaio não fiável ou não conforme

c)   a identificação de um erro de conceção através da análise do projeto

d)   um erro na rotulagem, nas instruções de utilização ou nos materiais publicitários. As omissões e as inadequações são exemplos de inexactidões. As omissões não contêm informações em falta que os utilizadores previstos deveriam normalmente conhecer.

e)   a identificação de um risco significativo para a saúde pública. Pode tratar-se de um incidente de grandes dimensões e imprevisto que represente um risco para a saúde pública, como a propagação do vírus VIH ou da doença de Creutzfeldt-Jakob (DCJ)

f)   um aumento dos erros de aplicação ou de utilização do equipamento médico

g)   Quaisquer detalhes adicionais (recolhas ou avisos de correção de campo) para o mesmo produto disponibilizados pelas entidades reguladoras de dispositivos médicos noutros países

h)   Conhecimento disponibilizado pela literatura, investigação científica ou aumento do número de queixas

O fabricante pode não ter os conhecimentos necessários para tomar uma decisão informada relativamente à comunicação de um evento. O fabricante, nesta situação, deve fazer um esforço razoável para reunir mais dados antes de decidir se deve ou não notificar. O fabricante deve, se for caso disso, consultar o médico ou outro prestador de cuidados de saúde implicado e envidar todos os esforços para recuperar o dispositivo defeituoso. Se houver alguma ambiguidade relativamente à comunicação de uma ocorrência quando um prestador de cuidados de saúde se apercebe dela, deve haver geralmente uma predisposição para comunicar em vez de não comunicar. Os investigadores associados dos centros de monitorização de ocorrências de dispositivos médicos receberão esta informação.

Avaliação do equipamento médico ligado a uma situação ou incidente

Ao avaliar a ligação entre o dispositivo e o acontecimento, devem ser seguidos os seguintes critérios

* Opinião baseada nos conhecimentos fornecidos por um profissional de saúde,

* estudos de modo-efeito de falha e de causa raiz não destrutiva do equipamento médico,

* conhecimento de ocorrências históricas comparáveis, e

* padrões de reclamação

* Informações suplementares fornecidas pelo produtor

Dependendo das circunstâncias, pode ser criado um comité no CMDM ou no fabricante, que discutirá as conclusões preliminares sobre a causa principal do evento. O comité estabelecido no Centro de Medicina Legal pode incluir peritos como um investigador associado (que preparou o relatório inicial e é empregado pelo Centro de Medicina Legal), o coordenador do Centro de Medicina Legal, engenheiros biomédicos e clínicos, funcionários da administração hospitalar e da qualidade, profissionais de saúde e/ou técnicos que lidam com dispositivos médicos (adicionados conforme necessário com base no evento ou incidente e no dispositivo médico), entre outros. Entretanto, fazer a avaliação correta pode ser um desafio se houver vários dispositivos e medicamentos em jogo. Em cenários complicados, deve presumir-se que o dispositivo ligado ao evento foi apenas marginalmente afetado por efeitos farmacológicos [13].

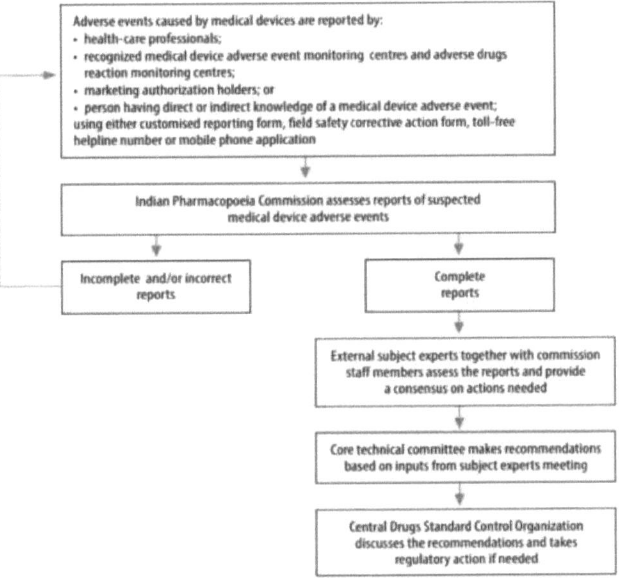

Figura 5: Processo de elaboração de relatórios do MDMC

Requisitos de comunicação[12]

Quem pode comunicar

Os eventos adversos de dispositivos médicos podem ser comunicados por todos os profissionais de saúde, engenheiros biomédicos, engenheiros clínicos, gestores de tecnologia hospitalar, farmacêuticos, enfermeiros, HCPs (Health Care Personnel), doentes e técnicos (MDAEs). Os fabricantes de dispositivos médicos podem enviar voluntariamente ao IPC-NCC ocorrências adversas que sejam exclusivas do seu produto.

Porquê comunicar?

É uma obrigação moral divulgar os acontecimentos adversos relacionados com a utilização de dispositivos médicos enquanto profissional de saúde ou fabricante ético de dispositivos médicos, protegendo assim a saúde pública.

O que comunicar?

Embora a Materiovigilância esteja particularmente preocupada com os acontecimentos adversos relacionados com os dispositivos médicos utilizados na Índia, o MvPI promove a notificação de todos os tipos de acontecimentos adversos relacionados com dispositivos médicos, independentemente de serem conhecidos ou desconhecidos, graves ou não graves, frequentes ou raros.

Como e a quem comunicar?

Para notificar quaisquer eventos adversos, utilize o Formulário de Notificação de Eventos Adversos de Dispositivos Médicos, que está acessível no sítio Web oficial do IPC (www.ipc@gov.in). Depois de preencherem o referido formulário de notificação de EAMD, os notificadores dos CMM podem enviá-lo ao coordenador ou ao investigador associado do CMM em causa. Um relator que não seja membro de um CMM pode enviar o formulário de notificação de MDAE preenchido para o Centro Nacional de Colaboração ou para o CMM mais próximo. O formulário digitalizado também pode ser enviado pelo repórter para mvpi.ipcindia@gmail.com com uma cópia para lab.ipc@gov.in. O IPC tem uma linha telefónica de apoio através do número 1800-1803024, onde as pessoas podem comunicar problemas com medicamentos e equipamento médico. Para comunicar MDAEs, o informador pode também ligar para este número.

Prazo para comunicar um evento ou incidente:

Repórter	O que comunicar	Para quem	Quando
Titular da autorização de introdução no mercado/ Fabricantes/ Importadores/ Distribuidores	Qualquer suspeita acontecimento adverso grave inesperado semelhante a um incidente mortes, graves lesões, mau funcionamento, etc . e as medidas tomadas a esse respeito, incluindo qualquer retirada	Organismo regulador nacional -Coordenação nacional Centro - IPC	No prazo de 15 dias de calendário após tomar conhecimento de um evento.
Facilidades para os utilizadores	Morte, grave	Nacional	No prazo de 15 dias de calendário após
	lesões, mau funcionamento, etc.	Organismo regulador • Nacional Centro de Coordenação - IPC • Marketing titular da autorização	tomar conhecimento de um acontecimento. os relatórios sobre os eventos devem ser apresentados no prazo de 30 dias de calendário a contar da data em que se toma conhecimento de um evento.

Quadro 5: Prazo para comunicar um evento ou incidente

SISTEMA DE EVENTOS ADVERSOS DE DISPOSITIVOS MÉDICOS[11]

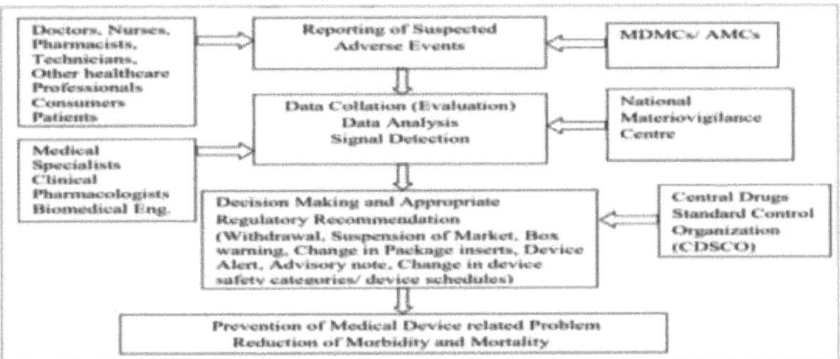

Figura 6: Sistema de eventos adversos de dispositivos médicos na Índia

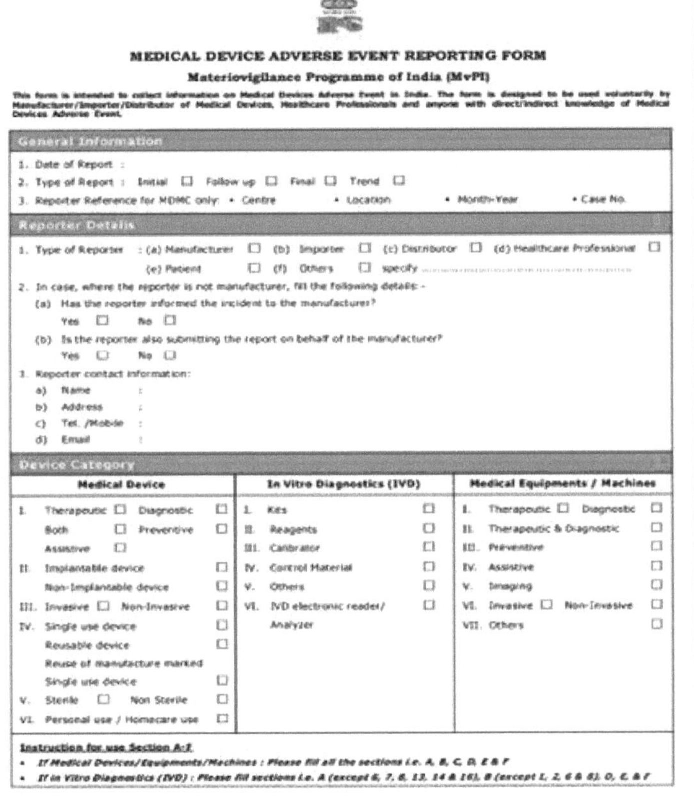

Device Name / Trade Name / Brand Name: ....

Details	Name	Address
Manufacturer		
Importer		
Distributor		

1. a) Is the device notified/regulated in India   :   Yes ☐   No ☐

    b) Device Risk Classification as per India MDR 2017 :   A ☐   B ☐   C ☐   D ☐

2. License No. (Manufacture/Import)   :

3. Catalogue No.   :

4. Model No.   :

5. Lot / Batch No.   :

6. Serial No.   :

7. Software Version   :

8. Associated Devices / Accessories   :

9. Nomenclature Code if applicable: GMDN/UMDNS   :

10. UDI No. (If applicable)   :

11. Installation Date   :

12. Expiration Date   :

13. Last preventive maintenance date (dd/mm/yyyy)   :

14. Last calibration date (dd/mm/yyyy)   :

15. Year of manufacturing   :

16. How long was device/Equipment/Machine in use   :

17. Availability of device for evaluation   :   Yes ☐   No ☐

    If no, was the device destroyed ☐   Still in use ☐   return to manufacturer or importer/distributor ☐

18. Is the usage of device as per manufacturer claim /Instruction for use/user manual: Yes ☐   No ☐

    If no specify usage ....

    ....

19. For devices not regulated / notified in India   :   Regulator / Regulatory status in country of origin

1. Date of Event / Near miss incident:
2. Date of Implant/Explant (If applicable):
3. Location of Event:

   Hospital Premise ☐ Manufacture/Distributor premise ☐

   Home ☐ Others ☐
4. Device Operator:-

   Healthcare Professional ☐ Patient ☐ Others ☐

   Problem noted prior to use/near miss event ☐
5. Device disposition / Current location:
   a) Returned to company ☐ If yes, date ....../......./........
   b) Remains implanted in patient ☐
   c) Within the healthcare facility ☐
   d) At patient home ☐
   e) Destroyed ☐
   f) Others (specify) ☐
6. Is device in use after incidence : Yes ☐ No ☐

7. Serious event: ☐

   If serious, Tick the appropriate reason
   a) Death (DD/MM/YY) ☐ ..../.........../...........
   b) Life Threatening ☐
   c) Disability or permanent damage ☐
   d) Hospitalization ☐
   e) Congenital anomaly /birth defect ☐
   f) Any other serious (Imp. medical event) ☐
   g) Required intervention to prevent / permanent ☐

      Impairment / damage device
8. Non serious event ☐
9. Whether other medical devices were used at same time with above device if yes, please specify name(s)/use(s)

   ____

   ____

   ____

10. **Detail description of Event:-**

For manufacturer/authorized representative use only

11. Frequency of occurrence of similar Adverse Event in India in past 3 years	Year	No. of Similar Adverse Events	Total No. Supplied	Frequency of Occurrence (%)
12. Frequency of occurrence of similar Adverse Event in globally in past 3 years	Year	No. of Similar Adverse Events	Total No. Supplied	Frequency of Occurrence (%)

1. Patient Hospital ID :
2. Patient Initial :
3. Age :
4. Gender : Male ☐ Female ☐ Others ☐
5. Weight :
6. Other relevant history, including pre-existing medical conditions ____________________________

   ____

   ____

   ____

   ____

7. Patient Outcomes:
   a) Recovered Date (DD/MM/YY) ☐ ...../...../.....
   b) Not yet recovered ☐
   c) Death ☐ (DD/MM/YY) ☐ ...../...../.....
   d) Others ☐

      Please specify ____________________________

      ____

      ____

      ____

      ____

<table><tr><td colspan="2">(D) Healthcare Facility Information (if available)</td></tr></table>

1. Name   :
2. Address   :
3. Contact Person Name at the site of event   :
4. Tel. No.   :

<table><tr><td>(E) Causality Assessment</td></tr></table>

1. Investigation action taken:

2. Root cause of problem (Applicable for follow up / final reports):

<table><tr><td>(F) Manufacturer/Authorized Representative Investigation & Action taken</td></tr></table>

1. Manufacturer/Authorized Representative device risk analysis report:

2. Corrective / preventive action taken:

3. Device history review:

Where to report?

Duly filled Medical Device Adverse Event Reporting Form can be sent to Indian Pharmacopoeia Commission, Ministry of Health and Family Welfare, Government of India, Sector-23, Rajnagar, Ghaziabad-20002, Tel-0120-2783400, 2783401 and 2783392, FAX:0120-2783311 or email to mvpi.ipcindia@gmail.com Or Call on Helpline no. 1800 180 3024 to report Adverse event.

Partnering Organizations |  | 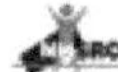 |  |

Histórico do Regulamento de Notificação de Dispositivos Médicos[14]

Desde 13 de dezembro de 1984, os regulamentos da FDA sobre Relatórios de Dispositivos Médicos (MDR) exigem que as empresas comuniquem à agência incidentes que envolvam ferimentos significativos, mortes ou falhas de dispositivos. A FDA recebeu duas actividades adicionais de pós-comercialização através do Safe Medical Devices Act (SMDA) de 1990. Estas foram a vigilância pós-comercialização e o rastreio de dispositivos, que mantêm a rastreabilidade de dispositivos específicos até ao nível do utilizador.

Para as instalações dos utilizadores e fabricantes de dispositivos, a nova legislação relativa aos relatórios sobre dispositivos médicos (MDR) entrou em vigor em 31 de julho de 1996. A lei MDR dá à FDA e aos fabricantes uma forma de reconhecer e acompanhar as ocorrências adversas graves que envolvem dispositivos médicos. Os objectivos do regulamento incluem a rápida identificação e correção dos problemas. Embora a Lei Federal sobre Alimentos, Medicamentos e Cosméticos (FD&C) permita que a FDA aplique multas para fazer cumprir as disposições do regulamento, a FDA conta com a cooperação e a boa vontade de todas as partes afectadas para realizar os objectivos do regulamento.

A secção 519(a) do FD&C Act, tal como revista pelo Safe Medical Devices Act (SMDA) de 1990, serve de base jurídica para o regulamento MDR. De acordo com a SMDA, as instalações dos utilizadores devem comunicar à FDA e ao fabricante do dispositivo os casos de morte relacionados com o dispositivo, bem como os casos de ferimentos graves relacionados com o dispositivo ao fabricante ou à FDA, se o fabricante for desconhecido, e apresentar anualmente à FDA um resumo de todos os relatórios elaborados durante esse ano.

De acordo com a SMDA, a FDA tem de estabelecer regras que exijam aos distribuidores a comunicação de mortes, ferimentos graves e avarias relacionadas com dispositivos. A FDA publicou um regulamento final de comunicação de MDR para distribuidores a 1 de setembro desse ano, juntamente com requisitos para importadores que entraram em vigor a 1 de outubro desse mesmo ano. Além disso, o SMDA exige que os distribuidores e fabricantes confirmem à FDA a quantidade de relatórios MDR apresentados ou que nenhum foi apresentado.

Em 28 de novembro de 1991, entrou em vigor a Secção de Relatórios das Instalações dos Utilizadores da SMDA. Os fabricantes de dispositivos devem estudar o documento de orientação intitulado "Relatórios de Dispositivos Médicos para Instalações de Utilizadores" e familiarizar-se com as normas das instalações de utilizadores. A partir de 1984, se um fabricante nacional tivesse de registar o seu estabelecimento junto da FDA, estava também sujeito à legislação relativa aos MDR. Esta ligação ao registo foi eliminada pela nova legislação MDR. Independentemente do estatuto de registo, a lei RDM aplica-se agora a todos os fabricantes de dispositivos médicos acabados e componentes prontos a utilizar, incluindo os fabricantes estrangeiros.

A FDA publicou uma regra final preliminar no Federal Register (FR) em 26 de novembro de 1991, propondo a adoção de requisitos de notificação para utilizadores e distribuidores, de modo a cumprir as disposições de notificação da SMDA. A regra final provisória também incluía uma proposta para alterar os requisitos de notificação de MDR dos fabricantes a partir de 1984. As Alterações aos Dispositivos Médicos de 1992 (Lei Pública 102-300; as Alterações de 1992) foram promulgadas pelo Presidente Bush em 16 de junho de 1992, revendo a Secção 519 da Lei FFD&C relativa à notificação de ocorrências adversas. Os principais efeitos das Emendas de 1992 na notificação de MDR incluíram a definição de palavras específicas e o estabelecimento de uma única norma de notificação para instalações de utilizadores, fabricantes e distribuidores.

A FDA recebeu comentários sobre a regra final provisória de 29 de novembro de 1991 e as alterações exigidas pelas alterações de 1992. Estes comentários são abordados no regulamento final do MDR para instalações de utilizadores e fabricantes, que foi publicado no Registo Federal em 11 de dezembro de 1995.

A partir da legislação MDR de 1984, as modificações significativas para os fabricantes incluem:

- prazos de notificação variados e utilização de formulários de notificação uniformes
- eliminação de quaisquer limitações temporárias inesperadas
- definições revistas
- Foi acrescentada a declaração de exoneração de responsabilidade da FDA; foi suprimida a disposição "per se" que exigia que os produtores estrangeiros tivessem um agente designado nos EUA para comunicar incidentes de MDR à FDA. (MANTIDO EM 23/07/96)

Vigilância pós-comercialização de dispositivos médicos

Tanto o produtor do dispositivo como a instituição de saúde que utiliza o dispositivo são responsáveis pela vigilância pós-comercialização de ocorrências adversas que envolvam dispositivos médicos. Os requisitos dos Relatórios de Dispositivos Médicos (MDR) exigem que os fabricantes notifiquem a FDA de quaisquer ocorrências que envolvam dispositivos médicos, incluindo mortes, ferimentos graves e avarias de dispositivos que, se ocorressem, provavelmente resultariam ou contribuiriam para uma morte ou ferimento grave. Os estabelecimentos de cuidados de saúde são obrigados a notificar o fabricante e a FDA de quaisquer mortes de doentes que considerem poder ter sido causadas por um dispositivo. Apenas os ferimentos graves devem ser comunicados pelos utilizadores ao fabricante do produto (ou à FDA se o fabricante não for conhecido). Os incidentes reportáveis são determinados pelas seguintes definições:

Ferimento grave: Ferimentos que representam uma ameaça para a vida, causam danos ou incapacidades permanentes ou requerem cuidados médicos para evitar tais danos ou incapacidades.

Mau funcionamento: A incapacidade de um dispositivo para satisfazer os requisitos de desempenho ou funcionar como previsto. Quando um problema tem o potencial de resultar em ou ajudar na morte ou ferimentos graves de uma pessoa, é considerado um incidente comunicável. Um mau funcionamento, por definição, não inclui danos ao paciente.

Quando ocorre uma morte, lesão grave ou avaria relacionada com um dispositivo, os fabricantes são obrigados a notificar a FDA no prazo de 30 dias após terem tomado conhecimento do incidente, ou no prazo de cinco dias úteis se existir um risco não razoável de danos substanciais para a saúde pública, ou quando a FDA assim o solicitar para dispositivos ou tipos de eventos específicos. Após 10 dias úteis de conhecimento do problema, uma instalação utilizadora deve enviar uma notificação de um dispositivo médico que tenha causado ou contribuído para uma morte ou um dano grave. Para acompanhar as notificações de eventos adversos, estão atualmente a ser utilizados os dois sistemas de vigilância pós-comercialização abaixo indicados:

Notificação de Dispositivos Médicos (MDR): Os eventos adversos relacionados com dispositivos, tais como fatalidades, ferimentos graves e falhas de dispositivos, são registados utilizando o sistema MDR. O sistema foi concebido para fornecer à FDA informações de fabricantes, importadores e instalações de utilizadores sobre os principais eventos adversos de dispositivos médicos.

MedWatch: Os acontecimentos adversos podem ser comunicados voluntária ou voluntariamente através do MedWatch. Para notificar ocorrências, os estabelecimentos de saúde utilizam o formulário MedWatch. O formulário pode ser utilizado para comunicar voluntariamente ocorrências adversas por parte de doentes e profissionais de saúde.

Os relatórios sobre dispositivos médicos são mantidos na base de dados MDR e na base de dados Manufacturer and User Facility Device Experience (MAUDE), que inclui relatórios voluntários de instalações de utilizadores, distribuidores e fabricantes .[15]

Relatórios sobre dispositivos médicos

A Food and Drug Administration (FDA) utiliza a notificação de dispositivos médicos (MDR), uma ferramenta de vigilância pós-comercialização, para acompanhar o desempenho dos dispositivos, identificar potenciais problemas de segurança relacionados com os dispositivos e contribuir para análises de risco-benefício dos dispositivos. O objetivo da MDR é identificar e responder rapidamente a eventos adversos relacionados com dispositivos. A compreensão da segurança e eficácia pós-comercialização de um dispositivo é possível através da comunicação voluntária por parte de médicos, organizações de cuidados de saúde, fabricantes e consumidores.

O MDR é aplicável a todas as categorias de dispositivos médicos, quer sejam produzidos internamente nos EUA ou importados. Os fabricantes de dispositivos médicos têm de cumprir o RDM se quiserem vender os seus produtos nos EUA; se não o fizerem, poderão ter de pagar multas. É aplicável nos EUA mesmo que ocorra um evento estrangeiro, ou seja, é aplicável a dispositivos médicos que são vendidos legalmente nos EUA e que foram fabricados tanto nos EUA como noutros países. Além disso, existem outras situações em que um MDR pode ser aplicável, incluindo:

. Quando um dispositivo é produzido nos EUA e distribuído localmente, bem como noutros mercados, .   quando um dispositivo é produzido nos EUA mas distribuído noutros mercados,

.   quando um dispositivo é produzido num país estrangeiro e fornecido nos EUA e noutros países

mercados, e

.   quando um dispositivo está a ser investigado nos EUA .[16]

Visão geral dos relatórios sobre dispositivos médicos[17]

Todos os anos, a FDA recebe várias centenas de milhares de relatórios de suspeitas de mortes, lesões graves e avarias relacionadas com dispositivos. Uma das estratégias de monitorização pós-comercialização que a FDA utiliza para acompanhar o desempenho dos dispositivos, identificar potenciais problemas de segurança relacionados com os dispositivos e contribuir para análises de risco-benefício destes artigos é a comunicação de dispositivos médicos (MDR).

Os fabricantes, as instalações de utilizadores de dispositivos e os importadores são todos obrigados a apresentar tipos específicos de relatórios à FDA sobre ocorrências adversas e problemas de produtos que envolvam dispositivos médicos. A FDA também promove a comunicação voluntária de eventos adversos importantes que possam estar relacionados com um dispositivo médico, bem como erros de utilização, problemas de qualidade do produto e falhas terapêuticas por parte de profissionais de saúde, doentes, prestadores de cuidados e consumidores. Estes relatórios, juntamente com informações de outras fontes, podem oferecer pormenores vitais que aumentam a segurança dos doentes.

Todos os relatórios de dispositivos médicos (MDRs) são examinados pela FDA. Na sua análise dos MDRs, a FDA considera tanto o conteúdo completo do primeiro MDR como quaisquer relatórios adicionais que possam ter sido incluídos posteriormente. O simples facto de um MDR ter sido submetido não é prova de que o dispositivo foi o culpado pelo resultado ou acontecimento indesejável. Por exemplo, em alguns MDRs, a palavra "morte" ou um sinónimo pode aparecer na redação do relatório. No entanto, a menos que o relator considere que a morte do doente foi causada pelo dispositivo ou poderia ter sido causada por ele, ou que o dispositivo foi ou poderia ter sido um fator na morte, o MDR não seria, e não deve ser, classificado como uma morte.

Os MDR são uma fonte útil de informação, mas esta técnica de vigilância passiva tem inconvenientes. Devido à subnotificação de incidentes, a relatórios imprecisos, à falta de confirmação de que o evento alegado foi causado pelo dispositivo e à falta de dados relativos à frequência de utilização do dispositivo, a incidência, prevalência ou causa de um evento não pode ser determinada apenas a partir deste método de notificação. Devido a estas restrições, os MDR constituem apenas uma das várias fontes de dados significativas de vigilância pós-comercialização utilizadas pela FDA .[18]

Requisitos obrigatórios de notificação de dispositivos médicos

Os fabricantes, importadores e instituições utilizadoras de dispositivos são obrigados, ao abrigo do regulamento sobre Relatórios de Dispositivos Médicos (MDR) (21 CFR Parte 803), a comunicar à FDA determinados eventos adversos relacionados com dispositivos e defeitos de produtos.

Fabricantes: Quando os fabricantes tomam conhecimento de que um dos seus produtos pode ter provocado uma morte ou outro dano significativo, são obrigados a notificar a FDA. Os fabricantes também são obrigados a notificar a FDA quando tomam conhecimento de que o seu produto teve um mau funcionamento e que outro caso poderia provavelmente resultar ou contribuir para uma morte ou um dano grave.

Importadores: Quando os importadores descobrem que um dos seus produtos pode ter provocado uma morte ou outro dano significativo, são obrigados a notificar o fabricante e a FDA. Se um dispositivo importado funcionar mal e for suscetível de provocar ou contribuir para uma morte ou um dano grave se ocorrer novamente, o importador só precisa de notificar o fabricante.

Instalações de utilizadores de dispositivos: Uma "instalação utilizadora de dispositivos" é um hospital, uma instalação cirúrgica ambulatória, um lar de idosos, uma instalação de diagnóstico ambulatório ou um centro de tratamento ambulatório, que não seja um consultório médico. A FDA e o fabricante devem ser notificados de quaisquer mortes suspeitas relacionadas com dispositivos médicos por parte das instalações dos utilizadores. As instalações dos utilizadores são obrigadas a notificar o fabricante de uma lesão grave causada por um dispositivo médico, ou a FDA no caso de o fabricante não ser conhecido.

Embora uma instalação utilizadora não seja obrigada a notificar a FDA de um mau funcionamento de um dispositivo, pode fazê-lo voluntariamente utilizando o formulário MedWatch FDA 3500, de acordo com as normas da FDA Programa de Informação de Segurança e Notificação de Eventos Adversos. Os profissionais de saúde devem conhecer as políticas da sua instituição para informar a FDA sobre acontecimentos adversos antes de trabalharem numa instalação utilizadora.

Programa voluntário de comunicação sumária de avarias

A iniciativa Voluntary Malfunction Summary Reporting (VMSR), que teve início em 2018, permite que os fabricantes apresentem uma versão resumida de alguns relatórios de dispositivos médicos (MDR) numa base trimestral. Tem em conta um projeto-piloto realizado em resposta às alterações introduzidas pela Secção 227 da Lei de Alterações à Administração de Alimentos e Medicamentos de 2007 e os objectivos de simplificação da comunicação de avarias estabelecidos na carta de compromisso acordada entre a FDA e a indústria e apresentada ao Congresso, tal como mencionado na Carta de Compromisso das Alterações à Taxa de Utilização de Dispositivos Médicos de 2017 (MDUFA IV). A FDA está certa de que a iniciativa melhorará a sua capacidade de supervisionar eficazmente numerosos dispositivos.

A FDA publicou uma notificação no Registo Federal em 26 de dezembro de 2017 (82 FR 60922) descrevendo a sua proposta de conceder uma alternativa ao abrigo do 21 CFR 803.19 para permitir que os fabricantes comuniquem trimestralmente, de forma resumida, determinadas avarias de dispositivos, sujeitas a determinados requisitos. A FDA também convidou o público a comentar a proposta. A FDA anunciou esta opção e os princípios orientadores do programa VMSR numa notificação publicada a 17 de agosto de 2018 (83 FR 40973). Independentemente de a informação ser fornecida como um Relatório de Dispositivo Médico (MDR) individual ou VMSR, um destes princípios é a transparência desta informação para a FDA e para o público em geral.

Os fabricantes são obrigados a apresentar relatórios sumários individuais no âmbito do programa VMSR para cada marca distinta, tipo de dispositivo e combinação de código(s) de erro. O número total de avarias comunicáveis é indicado em cada relatório de síntese, a que o público em geral pode aceder no MAUDE. Crucialmente, as secções 803.50 e 803.52 ou 803.53 aplicáveis continuam a exigir a comunicação obrigatória de relatórios individuais de mortes ou incidentes com ferimentos graves.

Elegibilidade VMSR:

De acordo com as informações publicadas no Registo Federal em 17 de agosto de 2018 (83 FR 40973), os seguintes dispositivos, fabricantes ou tipos específicos de falhas de dispositivos comunicáveis não são elegíveis para o VMSR:

1. Qualquer questão a comunicar relacionada com uma comunicação de 5 dias efectuada nos termos do n.º 803.53 (a).

2. Se um dispositivo estiver a ser retirado da circulação ao abrigo do CFR 21, Parte 806, devido a uma avaria, quaisquer avarias adicionais do mesmo tipo que envolvam o mesmo dispositivo ou um dispositivo relacionado vendido pelo fabricante devem ser comunicadas separadamente até à conclusão da retirada.

3. A FDA determinou que a notificação individual de MDR é necessária para vários dispositivos, a fim de abordar uma preocupação de saúde pública. A FDA determinou que a notificação específica é necessária nas seguintes circunstâncias para abordar um problema de saúde pública:

• em que o dispositivo era reutilizável e criava um risco grave de infeção se fosse reprocessado incorrectamente. Os tipos de dispositivos associados a estes riscos estão listados no Apêndice E do documento de orientação da FDA "Reprocessing Medical Devices in Health Care Settings: Técnicas de validação e recomendações de rotulagem".

• em que havia muitas dúvidas sobre o risco do dispositivo.

• Nos casos em que as causas subjacentes não eram claras e os eventos de mau funcionamento podiam ter sido causados por modos de falha complicados.

• quaisquer locais onde existam sinais activos ou outros inquéritos relacionados com a segurança do dispositivo.

4. Para compreender os eventos de avaria e as suas causas, devem ser utilizados dados

individuais de comunicação de avarias em vez de dados resumidos nos cenários seguintes. Os problemas de saúde pública podem incluir um ou mais dispositivos específicos (por exemplo, todos os dispositivos do mesmo tipo).

De acordo com a FDA, um determinado fabricante deixou de estar autorizado a participar no programa.

• Quando houve uma violação dos requisitos aplicáveis do MDR ao abrigo da 21 CFR Parte 803 ou quando os termos do programa VMSR não foram seguidos, como dois exemplos de quando isto pode acontecer.

• quando é necessário manter um registo de um risco para a saúde pública, como quando um fabricante é objeto de uma investigação de segurança.

5. A avaria que se qualifica como um incidente notificável é uma avaria nova que o fabricante não tinha anteriormente divulgado à FDA para esse dispositivo específico.

No entanto, a FDA não tenciona considerar elegíveis para o programa os dispositivos com códigos de produto utilizados há menos de dois anos, a menos que o novo código de produto tenha sido fornecido apenas para fins administrativos, tal como referido no aviso do Registo Federal. A FDA avalia periodicamente a adequação de um código de produto ao programa VMSR.

Notificação voluntária de dispositivos médicos

A FDA promove a submissão voluntária de eventos adversos graves ou problemas com produtos médicos ao MedWatch, o Programa de Informação de Segurança e Notificação de Eventos Adversos da FDA. Isto inclui relatórios de profissionais de saúde, doentes, prestadores de cuidados e consumidores.

Comunicação obrigatória de dispositivos médicos:

Os fabricantes, importadores e instalações de utilizadores de dispositivos são obrigados, ao abrigo do regulamento de Relatórios de Dispositivos Médicos (MDR) (21 CFR Parte 803), a comunicar à FDA determinados eventos adversos relacionados com dispositivos e defeitos de produtos. De acordo com a lei, os relatórios devem ser apresentados utilizando o MedWatch Form 3500A da FDA ou um substituto eletrónico. Os fabricantes e importadores devem submeter os MDRs à FDA em formato eletrónico para que esta os possa processar, rever e arquivar, de acordo com um regulamento final que a FDA publicou em 14 de fevereiro de 2014. Este regulamento entrou em vigor a 14 de agosto de 2015.

Fabricantes:

Quando os fabricantes tomam conhecimento de que um dos seus produtos pode ter provocado uma morte ou outro dano significativo, são obrigados a notificar a FDA. (As palavras-chave estão definidas em 21 CFR 803.3.). Os fabricantes também são obrigados a notificar a FDA quando tomam conhecimento de que o seu produto teve um mau funcionamento e que outro caso poderia provavelmente resultar ou contribuir para uma morte ou um dano grave.

Importadores:

Quando os importadores descobrem que um dos seus produtos pode ter provocado uma morte ou outro dano significativo, são obrigados a notificar o fabricante e a FDA. Se um dispositivo importado funcionar mal e for suscetível de provocar ou contribuir para uma morte ou um dano grave se ocorrer novamente, o importador só precisa de notificar o fabricante.

Resumo dos requisitos de comunicação obrigatória para fabricantes e importadores

Repórter	O que comunicar	Formulário de	Para quem	Quando

		relatório		
Fabricantes	Relatórios de 30 dias de mortes,	Formulário	FDA	No prazo de 30 dias úteis
	ferimentos graves e avarias	FDA 3500A		dias após tomar conhecimento de um acontecimento
	Relatórios de 5 dias para um acontecimento designado pela FDA ou um acontecimento que exija medidas de correção para prevenir um risco não razoável de danos substanciais para a saúde pública	Formulário FDA 3500A	FDA	No prazo de 5 dias úteis após tomar conhecimento de um evento
Importadores	Relatórios de mortes e ferimentos graves	Formulário FDA 3500A	A FDA e a Fabricante	No prazo de 30 dias de calendário após tomar conhecimento de um evento
	Relatórios de avarias	Formulário FDA 3500A	Fabricante	No prazo de 30 dias de calendário após tomar conhecimento de um evento

Quadro 6: Resumo dos requisitos de comunicação obrigatória para fabricantes e importadores

Requisitos de comunicação do dispositivo do centro de utilizadores

Uma "instalação utilizadora de dispositivos" é um hospital, uma instalação cirúrgica ambulatória, um lar de idosos, uma instalação de diagnóstico ambulatório ou um centro de tratamento ambulatório, que não seja um consultório médico. Uma suspeita de mortalidade relacionada com um dispositivo médico deve ser comunicada à FDA e ao fabricante pela instalação utilizadora. Um dano grave causado por um dispositivo médico deve ser comunicado ao fabricante ou, no caso de o fabricante ser desconhecido, à FDA pelos estabelecimentos utilizadores.

Uma instalação utilizadora pode notificar voluntariamente a FDA de tais problemas com produtos através do MedWatch, o Programa de Informação de Segurança e Notificação de Eventos Adversos da FDA, embora não seja obrigada a fazê-lo. Os profissionais de saúde devem conhecer as políticas da sua instituição para informar a FDA de acontecimentos adversos antes de trabalharem numa instalação utilizadora.

Resumo dos requisitos de comunicação obrigatória para as instalações dos utilizadores

Repórter	O que comunicar	Formulário de relatório	Para quem	Quando
Utilizador Instalações	Morte relacionada com o dispositivo	Formulário FDA	FDA& Fabricante	No prazo de 10 dias úteis após ter tomado conhecimento

		3500A		
Utilizador Instalações	Relacionado com o dispositivoSério lesão	Formulário FDA 3500A	Fabricante. FDA apenas se o fabricante for desconhecido	No prazo de 10 dias úteis após ter tomado conhecimento
Utilizador Instalações	Resumo anual de relatórios sobre mortes e ferimentos graves	Formulário FDA 3419	FDA	1 de janeiro do ano anterior

Quadro 7: Resumo dos requisitos de comunicação obrigatória para as instalações dos utilizadores

FDA MEDWATCH

A FDA pode receber notificações voluntárias de eventos adversos observados ou suspeitos para produtos médicos humanos de consumidores, prestadores de cuidados de saúde e pacientes. A FDA pode detetar riscos desconhecidos para produtos médicos aprovados com o uso de relatórios voluntários. Pode comunicar através do nosso portal de comunicação online ou descarregando, preenchendo e enviando o MedWatch: O Programa de Informação de Segurança e Notificação de Eventos Adversos da FDA, o Formulário 3500 da FDA (Profissional de Saúde) ou 3500B (Consumidor/Paciente).

Informações que deve comunicar à MedWatch

Erupções cutâneas ou consequências mais graves podem ser efeitos secundários ou acontecimentos adversos imprevistos.

Problemas com a qualidade de um produto, tais como informações sobre o seu mau funcionamento ou defeito.

Utilização de produtos/erros de medicação que podem ser evitados. Estes podem resultar de uma série de problemas, como escolher o produto incorreto devido a rótulos ou embalagens que se assemelham ou têm a mesma marca ou nomes genéricos. As imprecisões também podem resultar de dificuldades na utilização de um dispositivo devido a botões ou ecrãs difíceis de ler, o que pode levar ao registo de um resultado de teste incorreto.

Terapias que não funcionam. Estes problemas podem surgir quando a mudança de um genérico para outro de um produto médico faz com que este pareça funcionar de forma menos eficaz.

Tipos de produtos regulamentados pela FDA que pode comunicar através da MedWatch

Medicamentos prescritos e comprados sem receita médica, incluindo os que são administrados em hospitais ou instalações de infusão em ambulatório.

Produtos biológicos, tais como derivados do sangue, componentes do sangue, tratamentos genéticos e transplantes de células e tecidos humanos.

O equipamento médico inclui bombas tira leite, aparelhos auditivos, kits de teste de glucose para a diabetes e muitos outros artigos.

Produtos combinados, tais como auto-injetores, inaladores de dose calibrada, seringas de medicação pré-cheias, lentes de contacto revestidas com medicamentos e spray nasal.

As refeições especiais, os suplementos alimentares e as fórmulas para lactentes são exemplos de produtos nutricionais.

Os hidratantes, a maquilhagem, os champôs, os amaciadores, as tintas para o cabelo e as tatuagens são exemplos de cosméticos.

Alimentos como bebidas e ingredientes que são adicionados aos alimentos.

Onde comunicar outras informações de segurança de produtos regulamentadas pela FDA[19]

São utilizados outros métodos de comunicação para outros produtos que a FDA regula, tais como produtos do tabaco, vacinas e alimentos e tratamentos para animais e gado. Aconselha-se que as queixas sobre estes produtos sejam enviadas diretamente para os sítios relevantes abaixo indicados.

Comunique quaisquer problemas relacionados com o tabaco, incluindo os que envolvam cigarros electrónicos (frequentemente designados por "vapes"), líquidos electrónicos, produtos de tabaco aquecidos, cigarros, cigarros de enrolar, charutos, pequenos charutos, cachimbos, cachimbos de água (normalmente designados por hookah), tabaco de mascar, rapé ou snus. Se tiver problemas, contacte o Portal dos Relatórios de Segurança.

Sistema de Notificação de Eventos Adversos de Vacinação (VAERS): A comunicação em linha está disponível em https://vaers.hhs.gov/reportevent.html.

Devem ser comunicados problemas com medicamentos, dispositivos, vacinas e produtos alimentares relacionados com animais. https://www.fda.gov/animal-veterinary/report-problem/how-report-animal-drug-side-effects- and-product-problems.

Envio de relatórios de eventos adversos à FDA[20]

1. Relatório online
2. Formulário de comunicação do consumidor FDA 3500B. Siga as instruções no formulário para o enviar por fax ou por correio.
3. Ligar para a FDA através do número 1-800-FDA-1088 para comunicar por telefone
4. Formulário de notificação FDA 3500 normalmente utilizado pelos profissionais de saúde.

Fluxo do processo MDR nos EUA

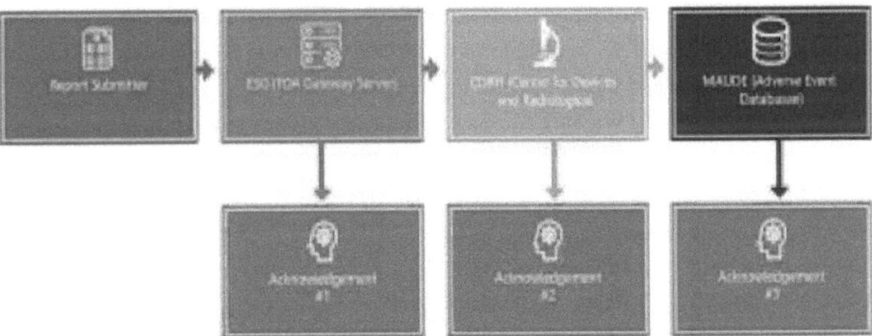

Figura 7: Fluxo do processo MDR nos EUA

eMDR - Notificação eletrónica de dispositivos médicos

Os fabricantes e importadores devem apresentar os MDR à FDA em formato eletrónico para que esta os possa processar, analisar e arquivar, de acordo com um regulamento final sobre a comunicação eletrónica de dispositivos médicos (eMDR) que a FDA publicou a 13 de fevereiro de 2014. Embora o regulamento final permita que as instalações dos utilizadores continuem a apresentar relatórios MDR em papel, também podem apresentar relatórios eMDR.

Os fabricantes e importadores foram obrigados a começar a comunicar eletronicamente todos os dados do MDR até 13 de agosto de 2015. Os fabricantes e importadores que não puderam cumprir este prazo devem solicitar e obter uma isenção da comunicação eletrónica para continuarem a apresentar relatórios em papel para além de 13 de agosto de 2015.

Submeter-se ao eMDR

Os fabricantes e importadores podem enviar os MDRs eletronicamente para a FDA de duas formas:

Interface Web AS2 Gateway-to-Gateway com a aplicação eSubmitter e HL7 ICSR XML

Todos os envios electrónicos, incluindo os eMDR, são recebidos através do Electronic Submissions Gateway (ESG) da agência. Em conformidade com as normas de comunicação seguras, o ESG funciona como ponto de entrada único para a receção e o processamento de todos os dados electrónicos.

O ficheiro zip de submissão eletrónica MedWatch 3500A deve ser criado utilizando o eSubmitter antes de ser carregado no sítio WebTrader pelos transmitentes que utilizam a interface em linha do ESG.

Será necessário que os transmitentes que utilizam a interface AS2 gateway criem ou obtenham um sistema de transmissão AS2 que possa produzir XML HL7 ICSR e enviá-lo para o ESG.

Todos os repórteres são elegíveis para qualquer uma das opções.

Formato de um MDR eletrónico

O atual sistema de dados da FDA foi criado para tratar, examinar e preservar os MDR formatados utilizando a norma de mensagens Health Level Seven Individual Case Safety Report (HL7 ICSR). Os identificadores de elementos de dados e o valor do elemento de dados relacionado são incluídos num MDR de forma legível por máquina.

Envio de uma submissão eletrónica de MDR através do Electronic Submissions Gateway (ESG) da FDA

O que tenho de fazer para começar a enviar MDRs eletronicamente à FDA?

Antes de receber uma conta de produção para utilizar nos seus MDRs, deve primeiro criar uma conta Web Trader, submeter dados de teste e completar com sucesso o ESG antes de poder submeter MDRs eletronicamente. O procedimento para iniciar o preenchimento de eMDRs é o seguinte:

1. Contactar o ESG para solicitar uma conta Web Trader.
2. Para a FDA, enviar uma carta de não repúdio.
3. Obtenha o seu próprio certificado digital.
4. Enviar os resultados do teste. Crie um eMDR de teste (um relatório fictício, não um relatório de evento adverso real) com os dados exigidos pela secção relevante do CFR 21, Parte 803: 803.32 para instalações de utilizadores, 803.42 para importadores ou 803.52 para produtores.
5. O ESG enviar-lhe-á uma conta de produção. Quando os testes tiverem sido concluídos com êxito, o CDRH informará o ESG para lhe fornecer a conta de produção.
6. Para que os seus eMDRs reais sejam enviados para a FDA, utilize a conta de produção.

Preparação de uma apresentação eletrónica de MDR

Software FDA eSubmitter (anteriormente designado por CDRH eSubmitter ou CeSub)

Os utilizadores podem criar um relatório de cada vez utilizando a ferramenta eSubmitter, que pode ser descarregada gratuitamente. Com o eSubmitter, o utilizador introduz manualmente os dados MDR necessários na aplicação eSubmitter. A aplicação gera a mensagem.xml no formato HL7 ICSR necessária para transmitir efetivamente o relatório através do ESG e contém elementos de dados que estão em conformidade com 21 CFR 803.32, 803.42 e

803.52.

O utilizador pode imprimir uma cópia do(s) relatório(s) apresentado(s) e acrescentar etiquetas ou outros documentos como anexos ao relatório inicial ou a um relatório suplementar ou de acompanhamento, utilizando a aplicação eSubmitter.

Health Level Seven (HL7) Relatórios de segurança de casos individuais

Esta opção permite a criação e apresentação de eMDRs tanto individualmente como em grupos (contendo vários relatórios individuais numa única apresentação). Recomenda-se o desenvolvimento de sistemas que possam guardar ou imprimir o relatório resultante, bem como codificar anexos em eMDRs, para as entidades que escolham esta opção.

Como saber se a apresentação de um MDR eletrónico foi bem sucedida

A conta ESG do utilizador receberá automaticamente três avisos de receção electrónicos diferentes através do sistema da FDA. Os avisos de receção abaixo indicam o nível de processamento em que se encontra o eMDR:

O aviso de receção ou MDN (Message Disposition Notification), também conhecido por **Acknowledgment 1**, certifica que o ESG recebeu o(s) eMDR(s).

No **aviso de receção 2** é indicado que o CDRH recebeu o(s) eMDR(s).

A introdução do eMDR na base de dados de acontecimentos adversos do CDRH é indicada no **aviso de receção 3** com um estado de aprovação ou reprovação, indicando se o eMDR foi importado com êxito para a base de dados .[21]

FORMULÁRIO 3500

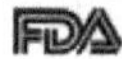

DEPARTMENT OF HEALTH AND HUMAN SERVICES
Food and Drug Administration

Form Approved: OMB No. 0910-0291
Expiration Date: 6/30/2015
(See PRA Statement on preceding general information page)

MedWatch Consumer Voluntary Reporting
(FORM FDA 3500B)

Section A – About the Problem

What kind of problem was it? *(Check all that apply)*

- ☐ Were hurt or had a bad side effect *(including new or worsening symptoms)*
- ☐ Used a product incorrectly which could have or led to a problem
- ☐ Noticed a problem with the quality of the product
- ☐ Had problems after switching from one product maker to another maker

Did any of the following happen? *(Check all that apply)*

- ☐ Hospitalization – admitted or stayed longer
- ☐ Required help to prevent permanent harm *(for medical devices only)*
- ☐ Disability or health problem
- ☐ Birth defect
- ☐ Life-threatening
- ☐ Death *(Include date):* ______________
- ☐ Other serious/important medical incident *(Please describe below)*

____
____
____

Date the problem occurred *(mm/dd/yyyy)*

Tell us what happened and how it happened. *(Include as many details as possible)*

____
____
____
____

Continuation Page

List any relevant tests or laboratory data if you know them. *(Include dates)*

____
____
____
____

Continuation Page

For a problem with a product, including

- prescription or over-the-counter medicine
- biologics, such as human cells and tissues used for transplantation (for example, tendons, ligaments, and bone) and gene therapies
- nutrition products, such as vitamins and minerals, herbal remedies, infant formulas, and medical foods
- cosmetics or make-up products
- foods (including beverages and ingredients added to foods)

➡ **Go to Section B**

For a problem with a medical device, including

- any health-related test, tool, or piece of equipment
- health-related kits, such as glucose monitoring kits or blood pressure cuffs
- implants, such as breast implants, pacemakers, or catheters
- other consumer health products, such as contact lenses, hearing aids, and breast pumps

➡ **Go to Section C (Skip Section B)**

For more information, visit *http://www.fda.gov/MedWatch*

Submission of a report does not constitute an admission that medical personnel or the product caused or contributed to the event.

FORM FDA 3500B (4/13) **MedWatch** Consumer Voluntary Reporting Page 1 of 3

Name of the product as it appears on the box, bottle, or package *(Include as many names as you see)*

Name of the company that makes the product

Expiration date *(mm/dd/yyyy)*	Lot number	NDC number

Strength *(for example, 250 mg per 500 mL or 1 g)*	Quantity *(for example, 2 pills, 2 puffs, or 1 teaspoon, etc.)*	Frequency *(for example, twice daily or at bedtime)*	How was it taken or used *(for example, by mouth, by injection, or on the skin)?*

Date the person first started taking or using the product *(mm/dd/yyyy)*: _______

Date the person stopped taking or using the product *(mm/dd/yyyy)*: _______

Why was the person using the product *(such as, what condition was it supposed to treat?)*

Did the problem stop after the person reduced the dose or stopped taking or using the product? ☐ Yes ☐ No

Did the problem return if the person started taking or using the product again? ☐ Yes ☐ No ☐ Didn't restart

Do you still have the product in case we need to evaluate it? *(Do not send the product to FDA. We will contact you directly if we need it.)* ☐ Yes ☐ No

☞ Go to Section D *(Skip Section C)*

Name of medical device

Name of the company that makes the medical device

Other identifying information *(The model, catalog, lot, serial, or UDI number, and the expiration date, if you can locate them)*

Was someone operating the medical device when the problem occurred?

☐ Yes
☐ No

If yes, who was using it?

☐ The person who had the problem
☐ A health professional *(such as a doctor, nurse, or aide)*
☐ Someone else *(Please explain who)*

For implanted medical devices ONLY *(such as pacemakers, breast implants, etc.)*

Date the implant was put in *(mm/dd/yyyy)*	Date the implant was taken out *(if relevant) (mm/dd/yyyy)*

☞ Go to Section D

For more information, visit http://www.fda.gov/MedWatch

Submission of a report does not constitute an admission that medical personnel or the product caused or contributed to the event.

Section D – About the Person Who Had the Problem

Person's Initials	Sex	Age (at time the problem occurred) or Birth Date	Weight (Specify lbs or kg)	Race
	☐ Female ☐ Male			

List known medical conditions (such as diabetes, high blood pressure, cancer, heart disease, or others)

Please list all allergies (such as to drugs, foods, pollen, or others).

List any other important information about the person (such as smoking, pregnancy, alcohol use, etc.)

List all current prescription medications and medical devices being used.

Continuation Page

List all over-the-counter medications and any vitamins, minerals, supplements, and herbal remedies being used.

Continuation Page

⟹ Go to Section E

Section E – About the Person Filling Out This Form

We will contact you only if we need additional information. Your name will not be given out to the public.

Last name	First name
Number/Street	City and State/Province
Country	ZIP or Postal code
Telephone number	Email address	Today's date (mm/dd/yyyy)

Did you report this problem to the company that makes the product (the manufacturer)? ☐ Yes ☐ No

May we give your name and contact information to the company that makes the product (manufacturer) to help them evaluate the product? ☐ Yes ☐ No

Send This Report by Mail or Fax

Keep the product in case the FDA wants to contact you for more information. Please do not send products to the FDA. Mail or fax the form to:

Mail:
MedWatch
Food and Drug Administration
5600 Fishers Lane
Rockville, MD 20857

Fax:
1-800-332-0178 (toll-free)

Thank you for helping us protect the public health.

For more information, visit http://www.fda.gov/MedWatch

Submission of a report does not constitute an admission that medical personnel or the product caused or contributed to the event.

FORM FDA 3500B (4/13)   MedWatch Consumer Voluntary Reporting   Page 3 of 3

Produtos recolhidos durante a covid-19 na Índia (2020)

Nome do dispositivo	Empresa	Motivo	Data da recolha	Quem pode ser afetado
rapidantigénio kit	Biossensores SD	Risco de falsos Resultados dos testes	19 de dezembro de 2020	Prestadores e estabelecimentos de cuidados de saúde Pacientes que recebem suporte respiratório

Quadro 8: Produtos recolhidos durante a covid-19 na Índia (2020)

Produtos recolhidos durante a covid 19 na Índia (2021)

Nome do dispositivo	Empresa	Motivo	Data de recolha	Quem sabe afetado
Trilogia100e Trilogia200	Philips Respironics	SiliconeSom AbatementFoam Delaminação	junho de 2021	Cuidados de saúde fornecedores e instalações Doentes que

				receber apoio respiratório[22]
contínuo e não ventiladores contínuos	Philips Brasil	poliuretano à base de poliéster (PEPUR) som espuma de redução de emissões utilizada em processos contínuos e ventiladores não contínuos.	7 de julho, 2021	Cuidados de saúde fornecedores e instalações Doentes que receber apoio respiratório[23]
Pressão Positiva Contínua nas Vias Aéreas (CPAP), e aparelhos de ventilação mecânica.	Philips	poliuretano à base de poliéster (PEPUR) som espuma de abatimento utilizada de forma incontínua e ventiladores não contínuos.	Junho 14, 2021	Cuidados de saúde fornecedores e instalações Doentes que receber apoio respiratório[24]
ventiladores contínuos	Philips Brasil	poliuretano à base de poliéster (PEPUR) som espuma de abatimento utilizada de forma incontínua e ventiladores não contínuos	Julho 8, 2021	Cuidados de saúde fornecedores e instalações Doentes que receber apoio respiratório
Ventiladores CPAP/BiPAP	Philips Brasil	redução de ruído espuma	9 de agosto 2021	Cuidados de saúde fornecedores e instalações Doentes que receber apoio respiratório

Quadro 9: Produtos recolhidos durante a covid-19 na Índia (2021)

Produtos recolhidos durante a covid-19 na Índia (2022)

Nome do dispositivo	Empresa	Motivo	Data da recolha	Quem pode ser afetado
kit rápido de antigénio	Biossensores SD	Risco de falsos Resultados dos testes	2022	Prestadores e estabelecimentos de cuidados de saúde
				Os doentes devem receber apoio à respiração

Quadro 10: Produtos recolhidos durante a covid-19 na Índia (2022)

Produtos recolhidos durante a covid-19 nos EUA (2020) [25]

Nome do dispositivo	Empresa	Motivo	Data da recolha	Quem pode ser afetado
Stellar 100 e 150Não-invasivoe Invasivo Ventiladores	ResMed	Alarme sonoro Falha	02/19/20	Prestadores e estabelecimentos de cuidados de saúde Pacientes que recebem suporte respiratório
Módulos respiratórios CARESCAPE	GE Healthcare	Incorreto Oxigénio Valores	02/04/20	Prestadores de cuidados de saúde Doentes que recebem tratamento

Quadro 11: Produtos recolhidos durante a covid-19 nos EUA (2020)

Produtos recolhidos durante a covid-19 nos EUA (2021) [26]

Nome do dispositivo	Empresa	Motivo	Data da recolha	Quem pode ser afetado
SARS-CoV-2 Antigénio Rápido	Tecnologia médica Lepu	Risco de falsos Resultados	05/28/21	Distribuidores
Kit de teste e Leccurate SARS-CoV-2 Kit de teste rápido para anticorpos				Prestadores de cuidados de saúde Pessoas que utilizaram estes testes e prestadores de cuidados
Teste Qualitativo Rápido do Antigénio do SARS-CoV-2	Innova Grupo médico	Risco de falsos Resultados dos testes	06/10/2021	Pessoas que foram testadas com estes dispositivos Prestadores de cuidados de saúde Organizadores de grandes programas de teste
LyraSARS-Ensaio CoV-2	Quidel	Risco de falsos Negativo Resultados	07/07/2021	Doentes, cuidados de saúde fornecedores, família membros e outras pessoas da comunidade.
Ventiladores e BiPAP Máquinas	Philips Respironics	Potencial Riscos para a saúde decorrentes da espuma de	07/22/2021	Prestadores de cuidados de saúde Cuidadores de doentes

		isolamento acústico PE-PUR		
Contínuo e Não-Contínuo Ventiladores	Philips Respironics	Risco de Exposição a Detritos e Produtos químicos	07/22/2021	Pessoas que utilizam estes dispositivos Prestadores de cuidados de saúde DurávelMédico Equipamentos (DME) e laboratórios do sono
V60 e V60 Mais Ventiladores	Philips Respironics	Risco de Receção Reduzido	08/03/2021	Prestadores de cuidados de saúde que utilizam
Equipado com HighFlow Terapia Software Versões 3.00 e 3.10		Oxigénio		Ventiladores Respironics Doentes que necessitam de cuidados de saúde Ventiladores Respironics
Alinismo SARS-CoV-2 Kit AMP e Alinismo Kit Resp-4-Plex AMP	Abbott Molecular, Inc.	resultados falsos positivos	10/15/2021	Pessoas que receberam um resultado positivo no teste para o SARS-CoV-2 Pessoal de laboratório clínico e cuidados de saúde fornecedores
COVID-19 Teste em casa	Ellume	Potencialmente falso Positivo SARS-CoV-2 Resultados dos testes	11/16/2021	Pessoas que receberam um resultado positivo para o SARS-CoV-2 detetado pelo Ellume COVID-19 Home Test.

Quadro 12: Produtos recolhidos durante a covid-19 nos EUA (2021)
Produtos recolhidos durante a covid-19 nos EUA (2022) [27]

Nome do dispositivo	Empresa	Motivo	Data de recolha	Quem pode ser afetado
CARESCAPE Ventilador R860	GE Cuidados de saúde	Falha prematura do backup Pilhas que podem causar Encerramento inesperado do ventilador	06/28/2022	Pessoal de saúde que utiliza os ventiladores Carescape R860 para apoiar respiração do paciente Pessoas que querem receber apoio respiratório.

CertainMasks paraBiPAP , Máquinas CPAP	Philips Respironics	Questão de segurança com ímanes ThatMay Afetar determinados dispositivos médicos	10/18/22	Pessoas em que o máscaras recolhidas Pessoa pessoa utilização da máscara Pessoal de saúde que presta cuidados a doentes que utilizam as máscaras recolhidas
Puritano Bennett Série 980 Ventilador	Covidien, LP	Fabrico Montagem Erro	01/03/2022	Prestadores de cuidados de saúde Doentes
TrilogiaEVO Ventiladores	Philips Respironics	Espuma PE-PUR	01/26/2022	Pessoas que utilizam estes dispositivos e os seus cuidadores Prestadores de cuidados de saúde
Testes de COVID-19	Com poder Diagnóstico	Risco de falsos Resultados	01/28/2022	Pessoas Prestadores de cuidados de saúde Distribuidores
Bellavista1000 e Ventiladores da Série 1000e	Vyaire Médico	Devido a problemas com configurações de software	02/17/2022	Prestadores de cuidados de saúde utilização dos ventiladores bellavista afectados Pacientes que necessitam de cuidados com os ventiladores bellavista afectados
COVID-19 Antigénio direto Testes rápidos	E25Bio	Não autorizado, desobstruído ou Aprovado pela FDA e MayGive Resultados falsos	02/18/2022	Prestadores de cuidados de saúde Pessoas que foram testadas para o SARS-CoV-2 utilizando o E25Bio COVID-19 DirectAntigenRapid Teste.
COVID-19 Testes de antigénio (Nasal/Saliva) eCOVID-19 IgG/IgM Testes de anticorpos	LuSys Laboratories, Inc	Eles não são autorizados, liberados ou Aprovado pela FDA	03/14/2022	Pessoas que foram testadas para o SARS-CoV-2 Prestadores de cuidados de saúde e outras organizações
CelltrionDiaTrust	Celltrion	Resultados	03/22/2022	Pessoal de saúde

COVID-19Ag Testes rápidos	EUA	de testes falsos positivos e prazo de validade não autorizado		Pessoas que foram testadas para a COVID-19 utilizando o POC CelltrionDiaTrustCOVID-19 Ag Teste rápido.
NORMAL Q COVID-19Ag	SD	Não Autorizado,	03/16/22	Pessoas
Testes em casa	Biosensor	Desmarcada, ou Aprovado pela FDA e MayGive Resultados falsos		Prestadores de cuidados de saúde Distribuidores
V60 e V60 Ventiladores Plus	Philips Respironics	Adesivo expirado que pode causar O ventilador deixa de funcionar com ou Sem um Alarme	03/21/22	Pessoas Prestadores de cuidados de saúde Distribuidores
CareDiaTrust COVID-19Ag Kits de teste rápido	Celltrion EUA	Utilização para fins de investigação Apenas	03/23/22	Distribuidores Prestadores de cuidados de saúde Pessoas que foram testadas para a COVID-19 utilizando o teste Accula SARS-CoV-2
CertainAccula SARS-CoV-2 Testes	Mesa Biotech, Inc.	Risco de falsos Positivos Causada por Contaminação	05/09/2022	Distribuidores Prestadores de cuidados de saúde Pessoas que foram testadas para a COVID-19
Skippack Laboratório Médico COVID-19 Antigénio direto Testes rápidos	SML Distribuição LLC	Que não são autorizadas, liberadas ou Aprovado pela FDA	05/10/2022	Pessoas que foram testadas para o SARS-CoV-2 Prestadores de cuidados de saúde e outras organizações
OralRapid SARS-CoV-2 AntigénioRápido Kits de teste e	Woodside Aquisições Inc.	Que não são Autorizado, Desmarcada, ou	06/09/2022	Pessoas que podem ter sido testadas para a SRA-CoV-2 Prestadores de cuidados de

		Aprovado pela FDA		saúde e outras organizações Distribuidores
JoysbioSARS-Antigénio do CoV-2 Kits de teste rápido		Aprovado pela FDA		saúde e outras organizações Distribuidores
OralRapid SARS-CoV-2 RapidAntigen Kits de teste	América do Norte Diagnóstico	Que não são autorizadas, liberadas ou Aprovado pela FDA	08/01/2022	Distribuidores Pessoas que foram testadas para o SARS-CoV-2

Quadro 13: Produtos recolhidos durante a covid-19 nos EUA (2022)

Produtos recolhidos durante o covid 19 nos EUA (2023) [28]

Nome do dispositivo	Empresa	Motivo	Data da recolha	Quem pode ser afetado
Reformulado Philips Respironics Trilogy 100/200 e Garbin Ventiladores	Philips Respironics	Dueto Potencial para Espuma de silicone Adesão Falha e Residual Espuma PE-PUR Detritos	02/16/2023	Pessoas que querem receber apoio à respiração das pessoas afectadasPhillips Trilogia 100, Trilogia 200, ou ventiladores Garbin Plus. Prestadores de cuidados de saúde e prestadores de cuidados ao domicílio
Skippack Laboratório Médico COVID-19 Antigénio direto Testes rápidos	Universal Meditech Inc.	Não autorizado, desobstruído ou Aprovado pela FDA	02/08/2023	Pessoas que foram testadas para SARS-CoV-2 usando o Skippack Medical LabSARS-CoV-2 Teste Rápido de Antigénio
				(Ouro Coloidal). Prestadores de cuidados de saúde e outras organizações

Quadro 14: Produtos recolhidos durante a covid-19 nos EUA (2023)

ESTUDO COMPARATIVO

Quadro 15: Estudo comparativo da materiovigilância na Índia e nos EUA

Parâmetros	Índia	EUA
Definição de médico dispositivo	Qualquer aparelho envolvido no diagnóstico, atenuação, terapia ou prevenção de doenças e que não exiba o seu efeito quimicamente é designado	O termo "dispositivo médico" refere-se a qualquer instrumento, aparelho, alfaia, máquina, dispositivo, implante, reagente para utilização in vitro, software, material

	por dispositivo médico.	ou outro artigo semelhante ou relacionado, destinado a ser utilizado por seres humanos isoladamente ou em combinação
Classificação	Classe A, classe B, classe C, classe D	Classe I, **Classe II,** Classe III
Base de classificação	Baseado no risco	Controlos regulamentares
Pós-comercialização vigilância	Iniciado em 2015 no âmbito do MVPI	Iniciado em 1990 ao abrigo da lei sobre dispositivos médicos seguros
Quem pode notificar acontecimentos adversos	profissionais de saúde, engenheiros biomédicos, engenheiros clínicos, gestores de tecnologias hospitalares, farmacêuticos, enfermeiros, doentes e técnicos	Fabricantes Importadores Facilidades do utilizador do dispositivo
Critérios de comunicação	Mau funcionamento do dispositivo, ferimentos graves, morte	Morte, ferimentos graves, dispositivo mau funcionamento
Eventos não reportáveis	• Efeitos secundários relacionados com a medicina dispositivo é esperado por rotulagem do fabricante. • Prazo de validade do dispositivo ultrapassado. • Causa principal do evento • Deficiência detectada na medicina dispositivo antes de o utilizar.	O fabricante pode solicitar a isenção de medidas corretivas se as informações recebido é incorreto. Quando o dispositivo é fabricado por outro fabricante.
Calendário de apresentação de relatórios	no prazo de 15 dias de calendário a contar da data em que o facto se tornou evidente.	**Fabricantes** Os fabricantes devem apresentar um Relatório sobre Dispositivos Médicos (MDR) no prazo de 30 dias após tomar conhecimento de um acontecimento adverso ou, em caso de possível "risco não razoável de prejuízo substancial para o público saúde", no prazo de cinco dias após ter tido conhecimento do acontecimento. **Recursos do dispositivo do utilizador** No prazo de 10 dias úteis após tomar conhecimento
Tipos de relatórios	• Relatório inicial • Relatórios de tendências • Relatório final	• Relatório de 30 dias • Relatório de 5 dias • Relatórios individuais de eventos adversos • Relatório de base • Relatório suplementar • Relatórios semestrais • Relatório anual
Recall	Os fabricantes têm de dar início à recolha	Uma especificação obrigatória para apenas importadores
Formulários	• Dispositivo médicoevento	• FDA 3500 - Notificação

aplicáveis	adverso formulário de comunicação. · Ação corretiva de segurança no terreno (FSCA) forma	voluntária de eventos adversos pelos profissionais de saúde. · FDA 3500A- Comunicação de um dispositivo morte ou ferimentos graves no fabricante por parte do utilizador. · FDA 3419 - Relatório da instalação do utilizador · FDA 3381- identificar se o dispositivo destina-se a ser utilizado com receita ou sem receita médica.

DADOS ESTATÍSTICOS

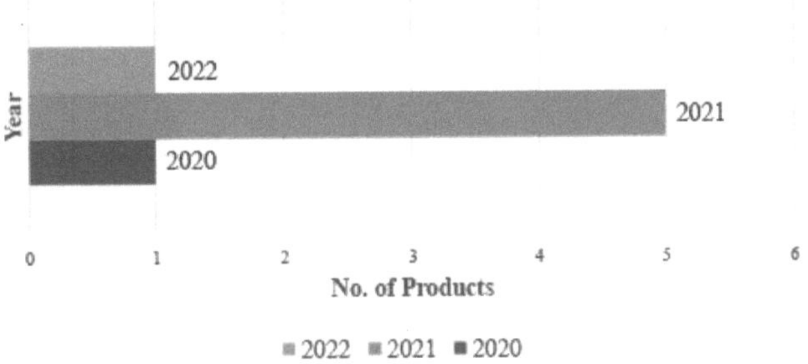

Figura 8: Representação gráfica da recolha de produtos durante a era Covid 19 na Índia
Recolha de produtos durante a era Covid 19 nos EUA

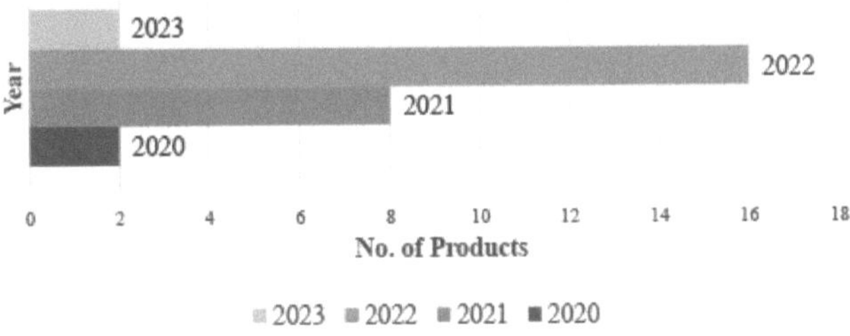

Figura 9: Representação gráfica da recolha de produtos durante a era Covid 19 nos EUA

CONCLUSÃO

CONCLUSÃO

Nos últimos anos, a utilização de dispositivos médicos tem vindo a aumentar. Apesar disso, não existem salvaguardas suficientes para proteger as pessoas de resultados desfavoráveis relacionados com a utilização de dispositivos médicos. Os programas de materiovigilância são concebidos para examinar, acompanhar e impedir a recorrência de efeitos negativos provocados pela utilização de dispositivos médicos.

Na Índia, a delaminação da espuma de silicone para atenuação do som e a possibilidade de resultados falsos são as principais razões pelas quais os dispositivos médicos são recolhidos. Apenas um pequeno número de produtos foi recolhido em 2020. Em comparação com 2020, muitos produtos foram recolhidos em 2021. Em 2022, foram recolhidos menos produtos.

Valores de oxigénio incorrectos, a possibilidade de resultados de testes falsos e a espuma PE-PUR são as três principais causas de recolhas de produtos nos EUA. Apenas 2 produtos foram recolhidos no ano de 2020. Oito produtos foram recolhidos em 2021. 16 produtos foram recolhidos em 2022. Apenas 2 produtos foram recolhidos em 2023. O sítio Web da FDA continha uma listagem destes dispositivos.

Por último, gostaria de salientar às empresas que devem garantir que os dispositivos médicos são corretamente concebidos e seguros antes de os comercializarem ou produzirem.

BIBLIOGRAFIA

1. Nimesh S, Ashwlayan VD. Farmacovigilância: uma visão geral. 2018;

2. O QUE É A FARMACOVIGILÂNCIA E O QUE LEVOU À SUA CRIAÇÃO? A ETIMOLOGIA DA "FARMACOVIGILÂNCIA" A EVOLUÇÃO DA FARMACOVIGILÂNCIA . A. 2022;1-5.

3. Mishra R. An Indian Perspective. Nível Sul das Relações Internacionais da Ásia. 2018;357-66.

4. Iii C. Dispositivos médicos. 2022;(November):8-10.

5. Classificação C, Strategist BO, Cdsco T, Act C, Cdsco F. Classificação CDSCO para dispositivos médicos | Operon Strategist. 2019;1-10. Disponível em: https://operonstrategist.com/cdsco-classification-for-medical-devices/

6. Drogas C, Controlo S. O organigrama: 2023;9-11.

7. Welfare F. As regras relativas aos dispositivos médicos, 2017. 2022;78(1).

8. GHTF. Grupo de Estudo 1 da Task Force para a Harmonização Global: Definição dos Termos "Dispositivo Médico" e "Dispositivo Médico para Diagnóstico in Vitro (DIV)". Force, Study Gr 1 Glob Harmon Task [Internet]. 2012;(Ivd):6. Disponível em: http://www.imdrf.org/docs/ghtf/final/sg1/technical-docs/ghtf-sg1-n071-2012- defmition-of-terms-120516.pdf#search=%22ghtf definition ?Medical Device? 2012%22

9. Práticas M. Regulamento do Sistema de Qualidade (QS) / Boas Práticas de Fabrico de Dispositivos Médicos. Sistema. 2012;11-4.

10. FDA. A History of Medical Device Regulation & Oversight in the United States | FDA. Device Advice Compr Regul Assist [Internet]. 2019;1-5. Disponível em: https://www.fda.gov/medical-devices/overview-device-regulation/history-medical- device-regulation-oversight-united-states

11. Singh & Associates. O Programa de Materiovigilância da Índia (MvPI) emite um projeto de orientação sobre dispositivos médicos. 2018;736918. Disponível em: https://www.mondaq.com/india/life-sciences-biotechnology-nanotecnologia/736918/materiovigilance-programme-of-india-mvpi-issues-draft-orientações sobre dispositivos médicos

12. Documento de orientação do Programa de Materiovigilância da Índia (MvPI), versão 1.2, 2020. [Disponível em]: http://ipc.gov.in/images/mvpi/Guidance_Document.pdf.

13. Shukla S, Gupta M, Pandit S, Thomson M, Shivhare A, Kalaiselvan V, et al. Implementation of adverse event reporting for medical devices, Índia. Boletim do Órgão Mundial de Saúde. 2020;98(3):206-11.

14. Medical AM, Reporting D, History R. Resumo do Regulamento MDR. :6-11.

15. Post-marketing P, Reporting MD, Injury S. FDA Fact Sheet: Medical Device Reporting. :1-2. Disponível em: https://www.lifechanginginnovation.org/medtech- facts/fda-fact-sheet-medical-device-reporting.html

16. O que é a validação de dispositivos médicos? | Ideagen. :1-5. Disponível em: https://www.ideagen.com/thought-leadership/blog/what-is-medical-device-validation

17. FDA DOS EUA. Requisitos de comunicação obrigatória Fabricantes, importadores e instalações de utilizadores de dispositivos FDA. 2022;1-5. Disponível em: https://www.fda.gov/medical- devices/postmarket-requirements-devices/mandatory-reporting-requirements- manufacturers-importers-and-device-user-facilities

18. FDA. Comunicação de Dispositivos Médicos (MDR): Como comunicar problemas com dispositivos médicos. US Food Drug Adm [Internet]. 2020;1-9. Disponível em: https://www.fda.gov/medical-devices/medical-device-safety/medical-device-reporting- mdr-how-report-medical-device-problems

19. Professional H. MedWatch Online Voluntary Reporting Form Informações que deve comunicar à MedWatch Tipos de produtos regulamentados pela FDA que pode comunicar através da MedWatch :8-10.

20. Administração de Alimentos e Medicamentos dos EUA (FDA). Como os consumidores podem comunicar um evento adverso ou um problema grave à FDA. US Food Drug Adm [Internet]. 2018;3500:7-8. Disponível em: https://www.fda.gov/safety/reporting-serious-problems-fda/how- consumers-can-report-adverse-event-or-serious-problem-fda

21. Kapsch@fda S, Hhs G. Contém Recomendações Não Vinculativas Perguntas e Answers about eMDR-Electronic Medical Device Reporting Guidance for Industry, User Facilities and FDA Staff Preface Public Comment (Respostas sobre eMDR-Guia de comunicação de dispositivos médicos electrónicos para a indústria, instalações de utilizadores e pessoal da FDA). 2014; Disponível em: http://www.regulations.gov.

22. Zimmer. Notificação Urgente de Recolha de Dispositivos Médicos. 2014;1-16.

23. Mart P. Política e Regulamentos A CDSCO pede à Philips India para descontinuar os ventiladores contínuos e não contínuos. 2022;139800.

24.Http://www.iso.org/iso/home/store/catalogue_ics/catalogue_detail_ics.htm?csnumber=364 11..pdf.

25. Hannah Ritchie..Pdf [Internet]. Vol. 11, Sustentabilidade. 2019. p. 1-20. Disponível em: https://ourworldindata.org/india-will-soon-overtake-china-to-become-the-most- populous-country-in-the-world

26. Organização Mundial de Saúde..PDF. Vol. 85, Pure Appl. Chem. 2000. p. 1715-24.

27. Bhaumik, Utpal K m..Pdf. 2016. p. 2263-9. Disponível em: https://www.fda.gov/medical-devices/medical-device-recalls/2022-medical-device- recalls

28. Sune Ericson JK..pdf. 2003. Disponível em: https://www.fda.gov/medical-devices/medical-device-recalls/2023-medical-device-recalls

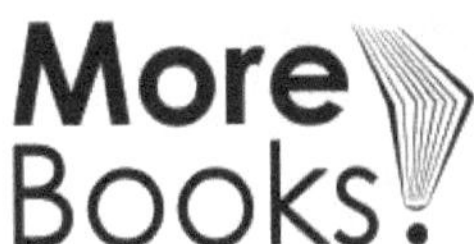

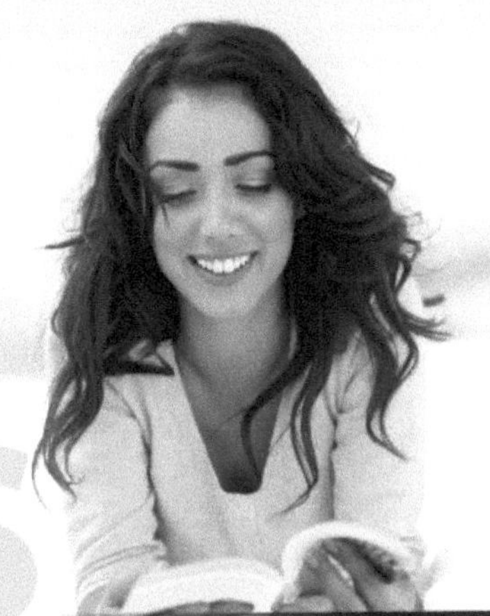

yes
I want morebooks!

Buy your books fast and straightforward online - at one of world's fastest growing online book stores! Environmentally sound due to Print-on-Demand technologies.

Buy your books online at
www.morebooks.shop

Compre os seus livros mais rápido e diretamente na internet, em uma das livrarias on-line com o maior crescimento no mundo! Produção que protege o meio ambiente através das tecnologias de impressão sob demanda.

Compre os seus livros on-line em
www.morebooks.shop

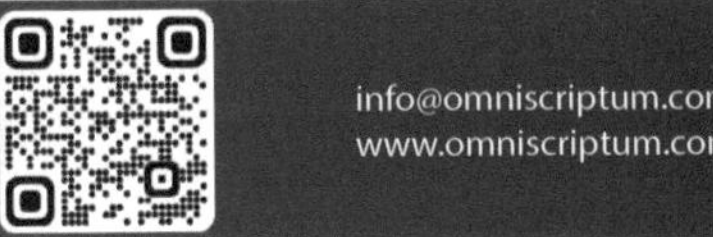

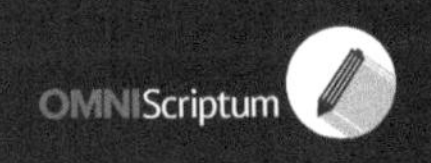

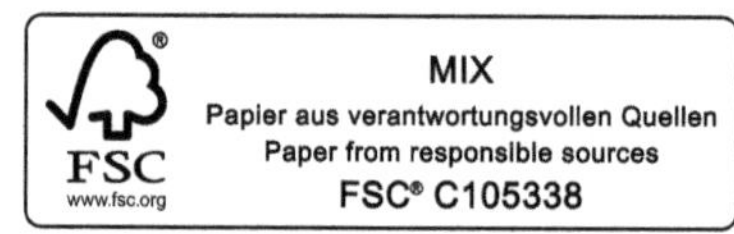

Printed by Books on Demand GmbH, Norderstedt / Germany